脳 … える

本当に痩せる食事法

スーザン・P・トンプソン　[illegible]木 剛・[illegible]

幻冬舎

脳科学者が教える本当に痩せる食事法

目次

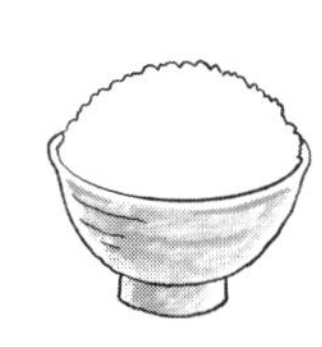

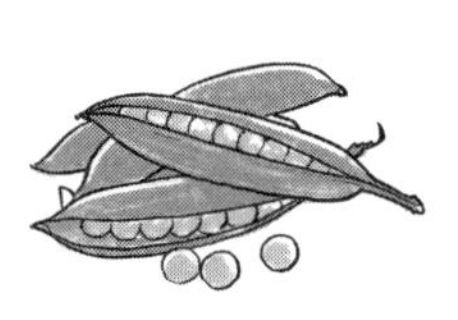

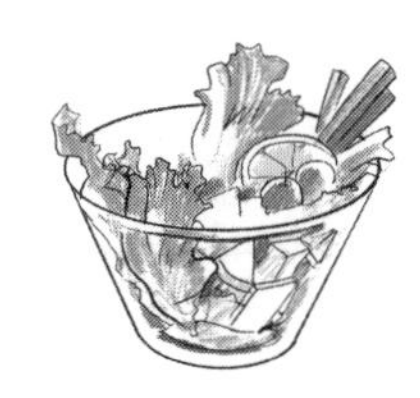

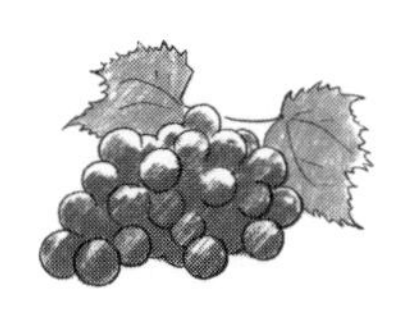

BRIGHT LINE EATING

Originally published in 2017 by Hay House Inc., USA

Japanese translation rights arranged with HAY HOUSE UK LTD
through Japan UNI Agency, Inc., Tokyo

Tune into Hay House broadcasting at: www.hayhouseradio.com

長いまえがき

何かがまちがっている。

過去半世紀ほどのあいだに、食事に対するわたしたちの体と脳の反応の仕方は変わった。結果として、人類という種はしだいに太りつつあり、どれほど教育や努力を重ねても効果はあがっていないように見える。

あるデータによれば、いまや**太っている人は世界全体でおよそ20億人に達し**、そのうちの6億人は肥満体だ。[1] そしてこれはアメリカにかぎった話ではない。現在の発展途上国では栄養失調よりも肥満のほうが大きな問題になっている。[2] 中東の一部の国は2型糖尿病の有病率が世界で最も高く、成人人口の20パーセントにもおよぶ。[3] 暑い気候、飲酒の禁止、高い可処分所得が組み合わさった結果、人々はボトル詰めされたソフトドリンクに走っている——1日にソーダを4、5本飲む場合もある。これでは2型糖尿病にまっしぐらだ。[4]

この問題は悲惨きわまりない結果を招いている。心疾患、がん、糖尿病、脳卒中などの食事に関連した疾患により63パーセントもの人が早死にしている。[5] 世界経済フォーラムの試算によれば、世界規模で工業化された食品が引き起こす疾患のために、先進国は今後20年間で47兆ドルを出費するという。[6] **わたしたちは食べすぎで病人になりつつある**——おまけに一文無しにも。

さて、ここで注目したい統計データがある。実は、**肥満した人が減量を試みても、99パーセントが失敗する。**これは文字どおりの数字だ。**九割九分の人が痩せることに成功しない。**[7]そして**成功した貴重な1パーセントの人でも、**勝利はつかの間だ。**大多数は数年のうちにリバウンドしてしまう。**ダイエットをする人はたいてい大金をつぎこんで年に4、5回は新たに挑戦するが、[8]成功する見こみはまずない。

これはまったくもって異様だ。わたしたちは勝ち目のない戦いに慣れているせいで、それに気づいていないのかもしれない。ほかの分野でこういうことがあったらどうだろうか。もし大学生の1パーセントしか卒業せず、ほかの99パーセントは年に4、5回も退学しては再入学することを繰り返し、そのために何十億ドルも使われていることが研究から明らかになったら、トップニュースになるだろう。人々は憤慨するはずだ。後ろ暗いことがおこなわれていると言い、それを正すよう要求するだろう。大学生の99パーセントは単に怠け者か意志が弱いかのどちらかなのだろうとはけっして考えまい。

そう、ここでは何か奇妙なことが起こっていて、わたしたちは明らかにパズルの重要なピースを見落としている。人々が本気で減量を望んでいることについては、異論はないだろう――研究データもそれをはっきりと示している。[9]**人々は減量のために莫大な金をつぎこんでいる。**それなら、なぜ人々は成功しないのだろう。

太っていたころのわたしも、痩せたいと全身全霊で願っていた。体重を落としたくて必死だった。新しく何かを試みるたびに意気ごみ、張りきっていたことを覚えている——今度こそうまくいくといつだって確信していた。体重をはかり、サイズをはかり、目標を書き留め、これからはじめる食事計画について夜更けまで調べたうえで、勇み立って華やかに開始した。そして確かに効果は出た！　体重が減りはじめた！　だがそこでタイムワープのような現象が起こり、数カ月後には以前よりも太っていて、また新しい試みに精を出す。

A時点とB時点のあいだで何が起こったのか。なぜわたしは、その試みが失敗しかねないと意識していなかったのか。

99パーセントの人がよぶんな体重を落とそうとして失敗するという事実をもう一度考えてみよう。第一に、**だれもかれもがここまで無残に失敗するというのは奇妙だ。**第二に、**それが奇妙だとわたしたちが気づいていないということ自体が奇妙だ。**こんな現象が目の前で起こっているのに、だれも気づいていないというのは異様である。聡明で、有能で、教養があって、成功していて、意欲もある人々が、**本気で痩せたいと願っても痩せられないという事態**を、どうしてだれも不思議に思わないのだろう。

わたしたちは肥満という問題をかかえているのではない。**わたしたちは肥満という謎をかかえているのである。**肥満という問題そのものが理にかなっていない。わたしの知るかぎり、努力が要求されるのに、知性や決意や才能や能力がこれほど結果に影響しない分野はない。

痩せようとしていたころのわたしは、痩せられないことに困惑しきっていた――ほかの多くの分野でなら、わたしはそれなりの成果をあげていたからだ。脳科学・認知科学で博士号も取得した。友人にも伴侶にも恵まれた。マラソンも走った。太っていたけれども走りきった。最初のころは郵便受けまでジョギングするのも無理だったのに、懸命に取り組み、大学院の友人たちと猛特訓を重ねてやり遂げた。42・195キロメートルのマラソンを一度も歩くことなく走り通した。そして体重を5キログラム弱落とした。落としたい体重は30キログラム弱だったのに、落とせたのはたったの6分の1だった。**運動は答ではないということだ。**

では何が答なのか。

それを説明するのが本書だ。以下では、**脳がどのようにして減量を妨げるのか、それに対して何ができるのかについて**、情報を提供したいと思う。

解決策は確かにある。わたしの食事法ブートキャンプに参加した何千もの人々がこの方法を用いて減量し――その合計はすでに13万キログラムを超えた――よぶんな体重をすべて落としたうえで、逆戻りせずにいる人の数は増えつづけている。この人たちは大人になってからずっとかなりの太りすぎだったが、いまは痩せている――痩せられるとは夢にも思っていなかったのに。

わたしが本書を著したのは、すべての人にこの解決策を教えたいからだ。以下に載っている情報は、太っているという状態に対するわたしたちの文化の理解を改めるのに欠かせない——それは**意志力の欠如でもモラルの不足でもなく、現代の食品にハイジャックされた脳の副産物にほかならない**。そしてもっと重要なこととして、実際に効果のある解決策がどんなものなのかを示したい。1日の食事を6回に小分けするとか、なんでも食べてかまわない日を設けるとか、たくさん運動するとかの方法ではない。わたしが教えるのは、**本当に痩せる食事法**と、**自律性**と、**サポート**だ。**本当に痩せる食事法**とは、非喫煙者が喫煙をしないように、**けっして越えてはいけない明確な一線**のことを指す。**それは脳の仕組みと協調することで効果をあげる。**

喜びをもたらしてくれない体のために苦しまなくていい。**従来のダイエットが失敗するのは、脳の性質に合っていないだけなのだから。**よけいな挫折感を1分たりとも味わうべきではない。

もしあなたがいくら努力しても報われないことに疲れ果て、減量の試みをあきらめかけていたり、健康に問題が生じて生活を変えなければならなくなっていたり、落としたいのは数キログラムだけだがなんとしてもそれを落として逆戻りしたくないと思っていたりするのなら、朗報がある。**脳が減量を妨げる理由を理解し、それをこれからずっと逆転させる単純なシステムを、あなたは取り入れることができる。**

これからは、食事についてのでたらめな情報の洪水に呑みこまれて途方に暮れなくていい。緩慢な自殺を選んでいると承知しながら、ソファーに寝そべって夜更けまで食べすぎなくていい。体重のせいで夢を実現できないし理想の人物にもなれないと悩まなくていい。

さあ、脳のコントロールを取り戻し、まったく新しい人生を送ろう——幸せで、スリムで、自由な人生を。

――はじめに自分のことを語ってみたい

わたしの話は過激なところがあるかもしれないが、おおもとの部分では、太っているのに食べるのがやめられず解決策を必死に求めている何百万もの人々の代表格であると、自分では思っている。

いままでの苦労から、これだけは言える。**脳はとても依存しやすい**。いつしかわたしはこの星のほぼあらゆる依存性物質を取っ替え引っ替えしていたが、**食べ物ほど依存を断ちにくいものはない**と断言できる。

きっかけ

まだ年端もいかなかったころ、マシュマロを2つもらったことを覚えている。4つだったかもしれない。わたしの両親はヒッピーを自認していて、前の相手と離婚したばかりで、サンフランシスコで細々と暮らしていた――父親はタクシー運転手で、母親はフィッシャーマンズワーフの小さな店で輸入物のアルパカのセーターやラグを売っていた。その品々はふたりがオートバイで南アメリカを旅行中にめぐり会ったものだった。両親はわたしを養うために長時間働いていたが、夏場は特にそうで、店は午後9時まで開店していた。その暑く長い数カ月のあいだ、わたしは家族ぐるみで付き合っていたコロラド州サンシャイン・メサの友人の家によく預けられた。わたしは馬や池や丘の中腹に建つ砦が大好きだった。子宝に恵まれずにいた両親の友人が世話を焼いてくれるのも大好きだった。もっとも、何より大好きだったのはマシュマロだ。わたしの小さな手に伝わるその感触や、粉っぽいにおいや、喜んで差し出した手のひらの上で日の光を受けたときの輝きを、いまでも覚えている。

じきにわたしはマシュマロが戸棚にしまってあることに気づいた。そして大人たちが家畜の餌やりをしているときに、椅子をカウンターの前に持ってきてその上にのぼれば、マシュマロをくすねられることに気づいた。それはまわりの大人が大目に見てくれる限度以上に食べたいという強迫観念を感じた最初の記憶であり、隠れてひそかに盗み食いをする長い旅のはじまりとなった。大人が何かを無条件で差し出してくれるときも、わたしはそれをぞんぶんに利用した。買い出しの日には進んで同行し、飼料を買ったり酷暑の中で待たされたりする1日に耐えた。そのうちに菓子を売っている店に連れていってもらえると知っていたからだ。町に行ったある日、鼻先で指を振られ、大人からこう言われたときがあった。「気をつけなよ、お嬢ちゃん。砂糖中毒になってるぞ」。それが何を指しているのかはよくわからなかったが、そのとおりだということはなんとなくわかっていた。

それから少し歳を重ねたわたしは鍵っ子になった。しかも料理ができる鍵っ子に。8歳のころには、感謝祭のディナーをひとりで作り、ちょうどいいタイミングで熱々の料理を出せるくらいになっていた。母方の親族には正真正銘の食通がいた。祖母のポリーは著名なシェフのジュリア・チャイルドの友人で、おじのヘイフとディナーパーティーの際にワインを飲みながら『ラルース料理大事典』について語り合い、やむをえない場合はエシャロットの代わりにホワイトオニオンを使うのは許されるのかという問題を議論していたくらいだ。袋入りや箱入りのものを食べず、一から料理をしている自分を、わたしは得意に思っていた。しかし、母親とキッチンに立って料理をするのが楽しみではじめただけなのに、9歳までには、クッキーの生地に取り憑かれていた。学校から帰ると、焼くつもりもないのにボウル1杯ぶんの生地をこしらえた。そしてテレビの前の床にすわってボウルを膝に載せ、気分が悪くなるまで食べ、母が帰宅する前に急いで片づけた。

母は豪華な料理よりも健康的な料理に凝っていた。占星術、ヨガ、易術が好きで、その影響から、わたしはアデル・デイヴィスとネイサン・プリティキンの栄養思想のもとで育った。低脂質、高炭水化物のプリティキン・ダイエットを母とふたりで実際にやってみようと思い立ったのは、確か10歳のときだ。そのころのわたしたちは減量する必要などなかった――とにかくできるかぎり健康になりたかっただけだ。昂揚して興奮したのを覚えているが、長くつづいた覚えはない。

同じころ、わたしは深刻な抑うつの症状をはじめて経験した。またサンシャイン・メサに来ていたのだが、前年の夏とちがい、楽しくなかった。サクランボを摘みにいったり、バッタを瓶につかまえたりといった、いつもは大好きなことをやる気がまったく起こらなかった。ひたすら眠かった。まわりにはホームシックだと言われたが、思い悩んで母と長電話をしてもよくならなかった。夏が終わり、わたしがサンフランシスコに帰ることになったときは、みな安堵の息をついた。

12歳のとき、わたしは糖類をやめようと決意した。その考えに興奮し、何を「糖類」に数え入れるか慎重に検討したのを覚えている。ハチミツはいいのか。メープルシロップは？　果物を混ぜたヨーグルトは？　わたしは厳格な一線を引き、とにかく甘い味がするものはいっさい食べないと宣言した。いま振り返ると、それはわたしにとって最初の明確な一線だった。わたしは2カ月以上にわたってこの明確な一線を守りつづけ、その間でもっぱら覚えているのは、気分が実によかったということだ。なんでもできるように感じた。それなのにある日、おいしそうな甘いおやつの誘惑に負けた……わたしは葛藤し、これだけ立派なことをつづけたのだからもう充分だと自分を言いくるめた。そしてそのおやつを食べた。こうして糖類断ちの実験は終わった。

1年後、この混沌に新しい要素が加わった。思春期だ。その訪れとともに、自分の体に不満を感じるようになった。体重や体形のことを真剣に気にするのは13歳まで先送りにできていたのだが、思春期ですべてが変わった。当時は6、7キログラムほど太りすぎなだけだったが、腹まわりにばかり贅肉がつき、小柄な母に比べるとひどく肥えているように感じた。だが、それ以降はどんなダイエットを試みようとも、抑うつと孤独感のために挫折した。学校ではクラスになじめなかった。知能検査は実年齢の倍くらいの成績だったのに、社会技能のほうは遅れていたからだ。自分が異質で、拒絶されているように感じていた。食べ物がわたしの連れであり、興奮の源であり、得てして唯一の友人だった。ともあれ、こうしたことがすべて事実とちがったとしても、わたしの脳がもともと依存しやすかったのは確かだ。「いますぐ。もっと。もう一度」。

転落

わたしのドーパミン受容体は食事から得られる以上のものを求めるようになっていた。若さゆえの無茶をしていたさなか、本当に効果がありそうなダイエットをひとつだけ見つけた。ドラッグだ。14歳のとき、サマーキャンプで知り合った友達が、UB40のコンサートに行ったときにマジックマッシュルームをくれた。よくないとわかっていたのに、わたしは試してしまった。わたしたちはティルデン・パークを探検し、夜明けまでドライブをした。それほど自由を、世界との一体感を、他人といっしょなのにくつろぎを感じたのははじめてだった。わたしはベッドに倒れこみ、20時間後に目覚めると、廊下を歩いてバスルームへ行き、体重計に乗った。3キログラム以上も痩せていた。世界が一変した。

わたしは取り憑かれた。

それから6年のあいだに、わたしの人生は少しずつ箍がはずれていった。小学校ですぐれた教育を受けたのが幸いした。最低限の努力とぎりぎりの出席日数で最優秀の成績を維持できた。夜更かしをしていることや祖母の財布から金がなくなっていることで両親から問いただされても、成績はいいし、生活は順調だし、自分は本当に大丈夫だと言い返した。

まったく大丈夫ではなかった。

何か新しいものを経験するたび、わたしはそれをもっと求めた。アシッドも、エクスタシーも、煙草も、アルコールも、セックスも。「充分」というものはなかった。ドラッグの密売人がポケットベルに答えなかったり、ニコチンを買う金がなかったり、アルコールを買うための偽の身分証がなかったりしたときでも、つらさをごまかすためのパスタやクッキー生地の大きなボウルならつねにあった。体重はわたしを苦しめつづけた。

そして高校の最終学年の秋、応用化学の授業をずる休みしていた昼ごろ、ビリヤードをしている男に出会った。わたしたちは意気投合し、1週間も経たないうちにわたしは男から誘われてはじめてクリスタル・メスに手を出した。

これだ。わたしは解決策を見つけた。

突然、何日間も空腹を感じずに過ごせるようになった。空腹を感じないどころではなく、食べ物にまったく興味を持たなくなった。そしてとうとう痩せた。

まるで魔法だった。

もちろん、痩せていたにせよ、健康でなかったのは言うまでもない。わたしが未来も希望も失おうとしているのを見てとったスクールカウンセラーは、ある日わたしを呼び出して、地元の名門であるカリフォルニア大学バークレー校の講義を聴講するための書類を書くよう言った。成績が伸びていたから、最終学年のうちにバークレー校で単位をひとつ取ったうえで高校を卒業すれば、そのまま秋に入学が認められることになっていた。カウンセラーに書類を差し出されたとき、わたしはそんなものは要らないと思って冷笑した——ハーヴァードにこそ自分の未来があるとまだ思っていたし、ドラッグのせいで道を踏みはずしかけていることに気づいていなかった。いま振り返ると、「神様、ありがとう」としか言えない。

事態は急速に悪化した。ベッドから出て授業に行くのはもうできそうになかった。しかし、中退すればバークレー校への入学は認めてもらえない。そこで抜け穴を見つけた。高卒認定試験を受ければいい。わたしは試験を受け——アシッドの力を借りて——合格した。そしてどうにかバークレー校にかよい、必修講義の単位も取得した。社会学入門だった。こうしてわたしは未来への扉を楔(くさび)で固定したうえで、逆の方向へ走った。

自分の問題は何もかもアメリカのせいだと決めこんだわたしは、カナダへ移った。このことについて、いまの自分が18歳の自分に言えるのは、仕方がないのひとことだけだ。よい面を言うと、故郷の「コミュニティ」から切り離されたおかげで、どうにかクリスタル・メスをやめられた。拍手は待っていただきたい。まだ依存症を克服したとはとても言えず、寒く暗い何カ月かのあいだ、わたしは家に引きこもって20キログラム近く太った。煙草を吸い……驚くなかれ……グラノーラを食べて。何カートンも煙草を吸い、何箱もグラノーラを食べた。ようやく自分のまちがいに気づいてカリフォルニアに戻った。そのころには、母ははやっていなかった店を売り、サンノゼに引っ越していた。わたしは母と暮らし、人生の破片を掻き集めて、少しは目的意識や指針を感じられる何かに作りなおそうとした。

そこでサンノゼ・シティ大学に入学し、映画館でポップコーンを売る仕事をはじめた。映画館の支配人は閉館後にフリーベース、つまり高純度のコカインを吸っていて、わたしも試したくなった。危険だとは承知していたが、クリスタル・メスをやめられたのだから、自制できると考えた。数週間のうちに、わたしはクラック・コカインを吸うまでになっていた。体重が一気に減り、自分を取りもどしたように感じ、サンノゼの母のもとを離れた。サンフランシスコで楽しい夏が過ごせると思って。

そこからは坂道を転げ落ちるかのようだった。わたしは裏社会の奈落に沈みこんでいき、悪癖の金を作るためにまさしく19歳の向こう見ずな少女がやりそうなことをやった。路上で眠るのだけは避けていたが、知人の善意を使い果たしてしまうと、ホームレスになった。まわりの人間はみな、ドラッグをもてあそぶか、わたしをもてあそんでいた。そしてわたしは、自分をだれよりも愛してくれる人たちを締め出していた。

20歳の誕生日を迎えてまもない8月の火曜日の朝に、わたしはついに落ちるところまで落ちた。サウス・フアン・ネス・アベニューのスラム街に建ついかがわしいホテルにいたときだ。何日か前からそこに泊まってクラックを吸っていた。頭の霧が晴れて胸が張り裂けそうになる瞬間が訪れ、このままだと自分がどうなるかを思い描いた――それはアイヴィー・リーグで教育を受けて世界に何か重要な貢献をするという子供のころの夢とはかけ離れていた。ただちに立ちあがってここから出なければ、いまの自分以上のものにはけっしてなれないと不意に悟った。わたしは上着を着てドアから出ていった。

それから友人のアパートメントに転がりこんだ。友人は親切にもわたしを迎え入れ、寝床とシャワーを貸してくれた。気分を一新したわたしは、ポケットベルをベルトに差し、仕事に戻ろうとした。けれども、なんのめぐり合わせか、その夜はデートの約束をしていた。相手は何日か前の午前3時にガソリンスタンドでおしゃべりをした魅力的な男性だった。奇跡的にも、わたしはこれだけでたらめな人生を送っていたのに、その約束を守った。奇跡的にも、「最初のデート」で相手が連れていったのはレストランでも映画館でもなく、アルコール依存症や薬物依存症からの回復をめざす12ステップのミーティングだった。奇跡的にも、わたしはその幸運な日からずっとドラッグとアルコールを断てている。1994年8月9日という日付は、いつまでもわたしの脳裏に刻みこまれるだろう。

わたしは薬物にふけったときと同じくらい熱心に回復を誓った。毎日ミーティングに行き、サンノゼ・シティ大学のその年の課程を修了し、ようやくカリフォルニア大学バークレー校に再入学して、2年後に最優等で卒業した。専攻は認知科学だった。何年も依存症に苦しんだ身として、これより興味深い学問分野はなかった。脳がどのように働き、なぜわたしのような人間が道を誤ってしまうのか知りたかった。食事に対する脳の反応を詳細に研究するのはもっとあとになってからだが、おおもとの好奇心はここからはじまっている。

わたしは学者としての人生を取りもどした。家族との信頼関係をふたたび築いた。しかし、これでハッピーエンドはすぐそこだとあなたが思っているのなら、食べ物への依存という暴君のもとで生きるのがどういうことか、何もおわかりではないということになる。

自由にはほど遠い

バークレー校には数千人の学生がいたが、学部を代表して卒業式で基調講演をする学生に選ばれたのはこのわたしだった。それはたいへんな名誉で、わたしは破滅の淵からそんな栄誉を与えられるところまで這いあがっていた。両親は得意満面だった。それなのに卒業式の日、わたしは胸を躍らせるどころかベッドの脇に膝を突いて泣いていた。

なぜか。

太っていたからだ。

ドラッグをやめれば体重がすさまじく増えることはわかっていたが、隠したくてたまらない体で人前に出なければならないというのがどれだけつらいことかは忘れていた。理屈のうえでは体重を減らせばいいだけだったが、すわってレポートを書くときはいつも元気の出る食べ物をボウルに入れて持ちこんでいた。「元気の出る食べ物」はブラウンシュガーの箱とスプーンだけのときもあった。

ある日の夕暮れ、丘にのぼってキャンパスとその向こうできらめく金門橋を見渡しながら、ひどい倦怠感と疲労感に苛まれていた。まるで50キログラムもの重りが足首に縛りつけてあるかのようで、毒がまわっているとこんな感じなのだと思った。わたしは特大のコートのポケットに手を入れ、マシュマロを取り出し、食べた。30秒後にも繰り返し、さらに30秒後にも繰り返した。止められなかった。ペースを落とすことさえできなかった。食べるのを自制しようとしても、結局は食べすぎるのがつねだった。ドラッグへの依存はもっと危険な状態をもたらしたが、食べ物への依存ははるかに苦痛だった――そしてずっと狡猾（こうかつ）だった。それはありふれた風景の中に潜んでいる。キャンパスのど真ん中でクリスタル・メスを吸うのはさすがに無理だが、マシュマロを食べていても警備員を呼ぶ人はだれもいないのだから。

卒業後、わたしは西部から東部に引っ越し、ニューヨークのロチェスター大学にかよった。そこでは脳科学・認知科学の分野で先端的な研究がおこなわれていた。研究内容と学部の雰囲気はすぐに気に入ったが、自制心はしだいに失われていった。冷え冷えとした陰鬱な冬にまいってしまい、洗濯物や汚れた食器を山積みにしたまま午後遅くまで寝るようになった。過食はエスカレートし、それとともに減量の試みもエスカレートした。いつしかわたしはあらゆるダイエットをおこなっていた。ジェニーン・ロスの本を読み、体の声に耳を傾けようとした。ウエイトリフティングをやり、マラソンを走り、個人セラピーもグループセラピーも催眠術も受けた。減量のことは忘れて自分をもっと愛することに集中しようとした。そして12ステップの食生活のミーティングにいつまでもかよいつづけた。食べ物をごみ箱へ運んで思いきって捨て、あとから拾いに戻りたい誘惑に駆られないように酢を振りかけたときもあった。しかし、それを最後の決意にするのはどうしてもできそうになかった。

11月のある週、あまりの過食のせいで膝に浸出液が溜まり、翌朝には立てなくなった。連絡を受けた父がわたしをカリフォルニアに連れ帰り、高名な摂食障害の専門家に相談の予約を入れてくれた。

その女性は、食べるのをやめるために脳の出す通常の信号が、わたしの場合にはうまく働いていないのだと——わたしの脳の回路はちがっているのだと——懇切ていねいに説明してくれた。そして最近発表された研究論文から2つのグラフを見せた。一方のグラフには直線が描かれていた。「食行動に問題のない人が食事をする場合、空腹からはじまってしだいに満腹になっていきます」。そして女性はもうひとつのグラフを指差したが、そこにはU字曲線が描かれていた。「あなたが食事をする場合、空腹からはじまってしだいに満腹になっていきますが、中ほどを過ぎたところでふたたび空腹になっていき、食事が終わるころにははじめたころと同じくらい空腹になっているのです」。

いかにも筋が通っている！ わたしはいつだって満腹感を得られなかったからだ。相談が終わると、女性は帰るわたしに大量の抗うつ剤の処方箋を渡した。食べたいという衝動を抑えるのにも効果があると言って。

効果はなかった。

だからわたしは、確実に効果があるとわかっている自分なりの治療法を処方した。食べては吐くことだ。

1年後、わたしは夫となるデイヴィッドに出会った。デイヴィッドはわたしを無条件で受け入れ、支えてくれた。わたしがこの悪癖を克服できると、本人よりも強い信念を持っていたくらいだ。わたしたちは結婚し、キャンパスのすぐ近くに小さな家を買い、デイヴィッドの1匹の犬とわたしの3匹の猫をひっくるめた大家族になった。けれども、じきにわたしたちは、しょっちゅう外食をするという新婚らしい習慣のために、ふたりとも腹が出はじめたことに気づいた——わたしのほうがひどかった。当時は知らなかったが、わたしは見えないが重要な一線を正式に越えていた。肥満の一線を。

わたしたちはビキニボディ・チャレンジをすると誓った。互いの目を見つめ、全力を尽くして12週間のチャレンジをいっしょにやり遂げると厳かに宣言した。このプログラムでは、週に6日は規定の食事をとって運動をする。日曜日は何を食べてもかまわないフリーデイだ。わたしたちはプログラムを厳守し、数週間のうちにデイヴィッドは出会ったころの細身の健康体に戻った。逆にわたしは頭がおかしくなった。フリーデイにデイヴィッドはハンバーガーをひとつと、フライドポテトを1人前と、小さな皿に盛ったアイスクリームを食べたが——「満足」の欄にチェックを入れて月曜日の朝になったらもとの生活に戻るのにちょうどいい量だ——わたしは手当たりしだいに食べた。そしてそれ以外の日は、妄想じみた声が頭の中に鳴り響いていた。「水曜日には友人を夕食に呼ぶから、ごちそうを作りたい。フリーデイの半分を水曜日にまわすことにしよう。でも日曜日に半分で食べるのをやめられなかったら台無しだ。でも追加で運動をしてそのぶんのカロリーを落とせば大丈夫だろう——でも運動をする時間とレストランや店をまわる時間がとれなかったらだめだ。夜の12時になってフリーデイが終わるまでに食べたかったものをすべて食べたいのに。食べるつもりだったものを食べ忘れてフリーデイが終わってしまったら、また1週間も待たなければいけないわけだから、そうなると……」。学位論文に集中しなければならないのに、頭の中ではひとつのラジオ局の放送が流れるばかりで、その番組名は「つねにすべての食べ物を」だった。6日間の自制のあとで日曜日にそんなことをするのを繰り返していたせいで、わたしは精神が不安定になった。プログラムはわたしには合わなかった。断念せざるをえなかった。

わたしは自分にひどく失望しただけでなく、デイヴィッドも失望させたように感じた。誓いを破ったのだから。食べ物との関係において、わたしが無力であるのは、どちらの目にも明らかだった。

しかしながら、わたしは最初の手がかりも見つけていた。わたしの中にある研究者魂が反応していた。「フリーデイ」はデイヴィッドにはうまく働いたが、わたしは不安定になった。わたしたちにどんなちがいが——計測できるちがいが——あるのだろうか。

まだ答は見つからなかったが、ようやくわたしは正しい問いを発していた。

本当に痩せる食事法

食べるのをやめられない人向けの12ステップのミーティングに、わたしは1995年の秋からかよっていた。会のサポートは孤独感を和らげるという意味では大いに役立ったが、回復には役立たなかった――2003年になっても、わたしは相変わらずみじめだった。理由のひとつとして、食事の計画は完全に本人任せだったから、わたしは当然ながら糖類と穀粉に取り憑かれたままだった。失敗に落胆し――ビキニボディ・チャレンジだけでなく、結婚にも失敗したように感じていた――必死になったわたしは、食べるものを具体的に指示してくれる別の12ステップの食事プログラムを見つけた。

5月下旬の水曜日の夜にはじめて参加し、試してみようと決めた。そしてなんと、うまくいった。わずか2、3カ月のうちに細身の体形になり、足どりは軽く、心は喜びに満ちた。とうとう自由になれた！

世界に蔓延する肥満の解決策を見つけたとわたしは確信し、情報を広めることに力を尽くした。だがやがて、これは一般向けの解決策にならないのではないかと疑いはじめた。第一に、プログラムは家族よりも優先だと言われた。第二に、ミーティングや電話や奉仕義務のために

——どれもプログラムの一環だった——週に20時間以上もとられた。そして最後に、指示や食事ルールの多くが腹の立つほど恣意的で、科学的根拠を欠いていた。たとえば、いろいろなときにいろいろなスポンサー、つまり経験豊富なサポート係から、スープ、ナッツ、種、コーン、エンドウマメ、サクランボ、マンゴー、ブドウ、インゲンマメ、ヒラマメ、ベジタブルバーガー、さらにはミックスベジタブルまで食べてはいけないと言われた——充分に「シンプル」ではないからという理由で。夫はこうしたことすべてにうんざりし、このまま結婚生活をつづけるべきなのかと疑問をいだくようになった。実際、口に出してそう言った。わたしは新しいスポンサーを見つけ、それで少しは改善したが、夫の懸念が完全に消えたわけではなかった。徹底的なやり方に不満を持つのは夫だけではなかった。減量の必要がある知人のうち、試してみる気になったのはごく一部だった。当時はそれが信じられなかったが、いまならこの12ステップのプログラムがひと握りの人々にしか合わないのは理解できる。とはいえ、わたしの感謝の思いが消えることはない。このプログラムは、まさしく当時のわたしに必要だったものを提供してくれた。糖類と穀粉をけっして食べてはならないという命令を。

ようやくほんとうに糖類と穀粉を「断つ」ことができても、脳が癒えるまでは何カ月もかかった。ドーパミン受容体へのダメージは深刻で、すぐに機能がもとどおりになることはなかった。自然にではなかったが、しだいに世界が色を取りもどしていった。奇跡的にも、子供のころから断続的に襲われた抑うつは完全に消え、抗うつ剤を今度こそやめられた。わたしは痩せていた。薬物も抜けていた。考えることができた。まともに活動することができた。

わたしは学位論文を書きあげた。デイヴィッドとオーストラリアに引っ越し、ニューサウスウェールズ大学の心理学科で2年間、博士課程後の研究をしながら教育助手を務めることになった。それが終わると、夫婦でアメリカに戻り、わたしは終身在職権を持つ心理学教授になった。そして食事心理学について教えはじめた。ビキニボディ・チャレンジをあきらめたときの疑問に立ちもどっていた――ルールのない食事に対するわたしの脳の反応とデイヴィッドの脳の反応に、どんなちがいがあるのだろう。完全に持続可能な減量のために、わたしは神経科学と心理学の研究に打ちこんだ。

また、多くの人に付ききりで協力し、よぶんな体重を落としてそれを維持する手助けもはじめた。わたし自身は、不妊治療のあいだも過食に陥ることなく、超未熟児の双子を産んだり、予期せぬ二度目の妊娠をしたりと、あるがままの人生を送りながら浮き沈みを経験した。

何年もあとの1月の寒い朝まで話を飛ばそう。時刻は午前5時で、わたしは朝の日課の瞑想をしていた。瞑想用のベンチに静かにすわっていたとき、わたしの心と頭の中に、大きく明確な指示が浮かんできた。本を書け、と。わたしの頭の中にある情報は、たくさんの人々を助けられる。だから分かち合わなければならない。それはわたしたちの文化における減量のとらえ方を「節制」と「自制」から「明確な一線」と「自由」へ変えるのに役立つ。わたしはつらい経験をした。何年も苦しみつづけ、20年以上にわたってさまざまな食事プログラムの成功と失敗を何千回も見てきたので、効果のないものとその理由を、そして効果のあるものとその理由を知っているし、幸いにも学歴のおかげで点と点とを結びつけられる。背後にある科学を説明できる。世界には太りすぎで不健康なために苦しみ、解決策があればと祈っている人々が何百万といるはずだ。朝の静けさの中で、わたしはその祈りと望みを思って心が震えた。解決策を広めなければならない。

問題は、わたしがすでに多忙を極めていたことだった。午前5時の日課の瞑想のあとは、電話から90分離れられず、15分間の電話をつづけざまに受けて、減量を手助けしているたくさんの人々から食事相談を受ける。それが済んだら、デイヴィッドとふたりで3人の小さい子供たちに託児所と学校の支度をさせる。そのあとわたしは出勤し、大学で講義をして学生を指導する、という毎日だった。

それでもこの本は書かなければならないと思った。だから翌日から午前4時25分に起きて本の構想を練ることにした——朝の瞑想の前に。精を出したので作業は進んだが、何週間か経つうちに、この本を広く読んでもらうためには、まず「土台」を作らなければならないと気づいた。ポッドキャストをはじめたり講演旅行をおこなったりする時間はとれそうになかった。自分の生活に合っていそうな土台は、メールのニュースレターだけだった。そこで週に一、二度、完全に持続可能な減量の心理学と神経科学を理解するのに役立つメールを書こうと決意した。そしてそのとおりにした。

はじめたのは8月5日だ。年末には、購読者は８００人に達した。半年後には1万人になった。その半年後には10万人になった。さらに半年後には20万人になった。つまり2年足らずで購読者はゼロから20万人に達したわけで、これはきわめて異例なことだ。そしてコミュニティが大きくなるにしたがい、要求も大きくなった。わたしは**本当に痩せる食事法**ブートキャンプと名づけたものをはじめた。最初のキャンプには40人が参加した。わたしは3人の娘を寝かしつけ、教え子たちのレポートを採点したあと、夜に電話会議で重要な事柄を教えた。じきにこのオンラインのブートキャンプの登録者は何千人にも増え、わたしはチュートリアル動画付きの充実したオンライン講座を作った。教授を務め、なおかつこの急速に拡大する運動の要求に応えるのは明らかに不可能だった。どうすればいいのか。引退するまで大学教授を務めるのがわたしの夢だった。しかし、**本当に痩せる食事法**はあまたの人々を助け、あまたの苦しみから解放している。この運動を広めようという要求は無視できない。だからわたしは終身在職権を返上し、すべてをつぎこむことにした。

わたしはチームを雇い、ブートキャンプで出た結果を追跡する研究プログラムを開始した。

参加者たちへの聞き取りからわかったのは、**平均して8週間で8・6キログラム減量している**ことだ。これよりもっと減量し、目標体重まで順調に進む人も多い。本書を編集している時点で、75以上の国の人々がのべ13万キログラム以上を減量するのにこのブートキャンプは貢献している。**本当に痩せる食事法**は世界で最も成功している減量プログラムだとわたしたちは確信しているし、それを裏づけるデータも集まっている。

この熱心なデータ収集と**本当に痩せる食事法**のプログラムの成功のおかげで、新しい機会が訪れた。かつて大学院生としてかよったロチェスター大学に招かれ、脳科学・認知科学の客員准教授に任じられたことだ。現在、わたしたちは野心的な研究計画を詳細に組み立てている。その概要は本書の結びで述べよう。

つい最近、**本当に痩せる食事法**チームとわたしはエヴェレスト・ゴールと呼ぶ目標を設定した。壮大な夢だが、きっと実現できると思う。わたしたちは2040年までに、100万人が目標体重まで減量してずっとそれを維持するのを助けたいと考えている。100万人がついに幸せで、スリムで、自由な人生を送れることになる。

これは大胆な挑戦だが、核となる部分はかなり単純だ。**現代のダイエットは脳が自分と対立するように回路を作るが、わたしたちは脳が自分に味方するように回路を作りなおすことができる。**わたしたちは弱くない。愚かでもない。化学物質のハムスター用まわし車にとらわれ、そこから逃れるすべを与えられていないだけなのである。これまでは。

本書の第1部では、脳が減量を妨げるときにそこで何が起こっているのか、また**西洋型食生活がどのようにしてわたしたちのホルモンと神経伝達物質を乗っ取り、満たされない空腹感と耐えがたい渇望を生み、〝意志力の切れ目〟に屈しやすくなるかを理解するための科学を示す。**

つづく第2部では、目標に逆らうのではなく、目標に役立つように脳の回路を文字どおりつなぎなおすことで、**本当に痩せる食事法がこうした問題を解決する仕組みを説明する。**あなたの生活を変え、ダイエットの繰り返しに終止符を打つ**4つの明確な一線が提示されるだろう。**その4つとは、**糖類、穀粉、食事の時間、量**だ。併せて、**意志力にまったく頼らない形でそれを生活に組みこむ方法も教える。**

第3部では、**本当に痩せる食事法の食事計画を提示する。**なるべく楽に減量してもらいたいので、それは多種多様になっている。また、すでに守っているどんな食習慣にも簡単に適用できる。ベジタリアンだろうと、ビーガンだろうと、パレオだろうと、グルテン不耐症だろうと、特殊な健康状態だろうと、特定の食物を避けなければならない状態だろうと、**本当に痩せる食事法**は必ず役に立つ。

第4部と第5部では、長期にわたる減量を持続可能な現実にするための方策を用意している。ここが、わたしが提唱する**本当に痩せる食事法**の特徴である。わたしたちは何をすべきかを本人任せになどしない。あなたがわたしたちを必要とするかぎり、いつでもそばにいる。わたしも痩せてからもう10年以上になるが、いまなおこのコミュニティの支援を毎日のように受けている。

本当に痩せる食事法は渇望に、ダイエットに、食べ物とカロリーと体重をめぐっての身も心も疲れ果てるあの悩みに幕を引くものだ。あなたが幸せで自由になっていないかぎり、スリムになっても意味はない。幸せで、スリムで、自由な人生を送ることは生まれながらの権利だ。わたしはそういう人生を送っている。ブートキャンプの参加者も同じだ。あなただってできる。

だからわたしの仲間になってもらいたい。わたしだけでなく、手を取り合ってこの輝かしい道を歩んでいる数えきれないほどの人たちの仲間になってもらいたい。どんな経験をしていようと、食べ物のためにどれほど苦しんでいようと、何十キログラムも太りすぎだろうと、数キログラムだけ太りすぎだろうと、体形に問題はないのに食べ物に取り憑かれていようと、わたしたちはあなたにとって最高の未来のビジョンを、最も幸せで健康で自己実現を果たしたビジョンを持っている。あなたが幸せで、スリムで、自由になることで、体重や食べ物との関係に足を引っ張られることなく、ぞんぶんに有意義な人生を送ってもらいたいと思う。あなたには与えるべき贈り物と、果たすべき目的があり、わたしたちはあなたがそれをかなえることを願っている。

わたしが自由になれたくらいだから、だれだってできる。それはまちがいない。あなたもきっと。

では、自分語りをさせてもらったことに感謝したい。

さあ、覚悟してもらいたい。この本はこれからあなたの人生を変えるのだから。

愛をこめて

スーザン・パース・トンプソン

第1部

脳が減量を妨げる仕組み

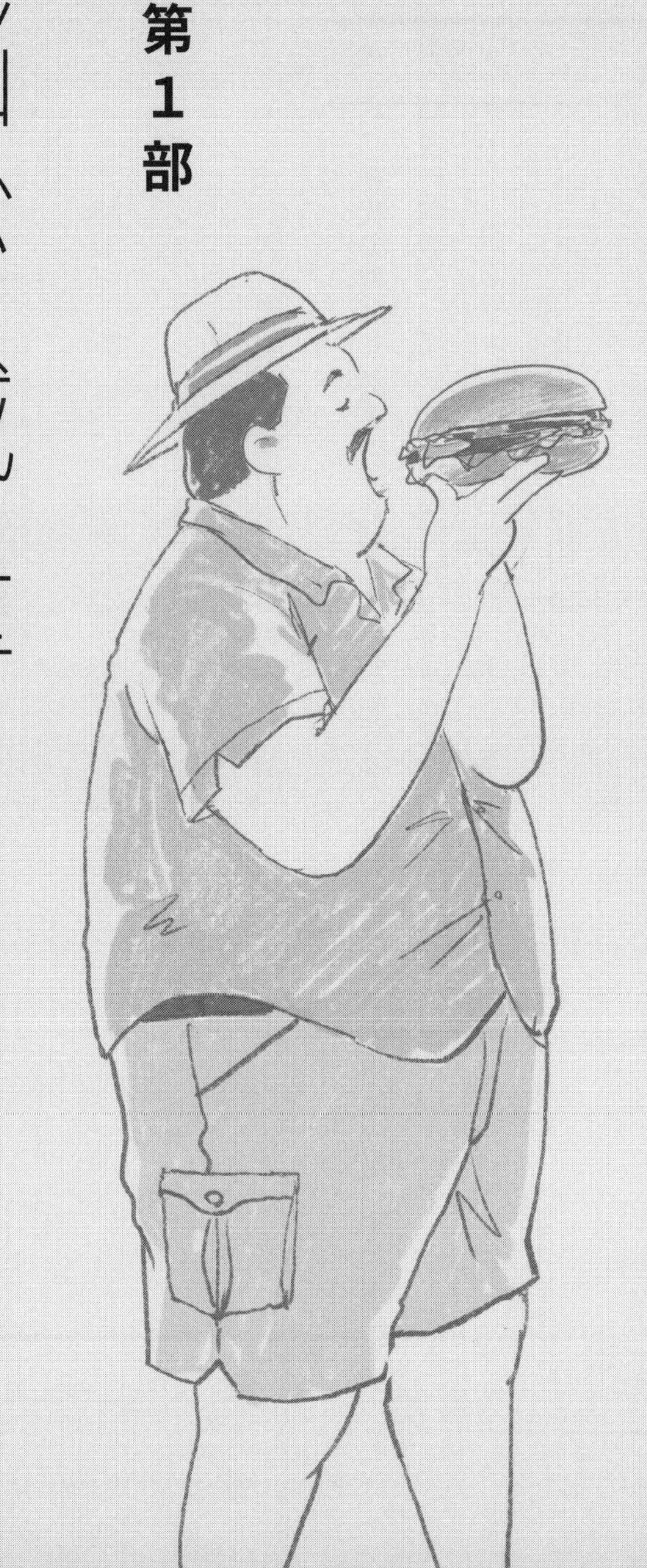

1 意志力の切れ目

アメリカでは1億800万人がダイエットをしているといわれるが、この人たちには何が起こっているのだろうか。なぜ減量に挑戦しては失敗することを年に4、5回も繰り返しているのだろうか。断言するが、それは**脳が減量を妨げているからだ**——科学もそう裏づけている。「どうして?」と訊きたくなるかもしれない。「なぜ脳がそんなことをする?」。確かにこの説は、わたしたちの体はみずからを監視し、調整し、治療することができるという考えに反しているように思える。それにおそらく、通常の進化の環境ならば、わたしたちの体はそういうことができたはずだ。しかし、現代という時代はわたしたちの行動や環境を大きく変えた。研究によれば、**現代の食品と食習慣はきわめて重要な3つの脳内プロセスを乗っ取り、持続可能な減量をほぼ不可能にしている。本当に痩せる食事法**の目的は、このプロセスを逆転させ、減量という目標に脳をふたたび協力させることにある。**本当に痩せる食事法**に取り組み、つづけている人が、よぶんな体重を落としてそれを長期にわたって維持できている理由は、**脳と体が1**

つの共通の目標に向かって協力しているからだ。幸せで、スリムで、自由な人生を送るという目標に。

つぎの3つの項目では、このきわめて重要な3つのプロセスをひとつずつ解説しよう。あなたがすでに体重を50キログラム近く減らした隣人から本書を譲られ、とにかくいますぐ実行したくなったのだとしても、この部分を飛ばして第3部を読むようなことはしないでもらいたい。まずは**あなたの脳内で何が起こっているのかを**——ほかの試みは失敗したのに、なぜ**本当に痩せる食事法**なら成功するのかを——充分に理解しなければならないからである。

本章では、たいていの人がもう理解していると思いこんでいるものを説明することからはじめよう。それは**意志力**である。

意志力とは何か

意志力は、道徳的な特質か、何かに熱心に取り組んで効果をあげるための手段として見なされることが多い。意志力を使うときはどうする？　奮い起こす。この決まり文句がわたしたちの先入観を物語っている——まるで必要な意志力はすべてそこにあって、わたしたちが掻き集め、呼び起こし、奮い立たせるのを待っているかのようだ。もしその力を引き出せなければ、恥じ入るのは自分になる。

しかし、意志力はあなたが考えているようなものではないし、あなたが考えているように働くこともない。

1月になるたび、アメリカでは何百万もの人々がダイエットをはじめる。受信トレイにはメールがあふれ、インターネットには広告があふれ、あらゆる雑誌や昼のニュース番組が最新流行のダイエットや運動プログラムを取りあげ、人々は今度こそうまくいくと意気ごむ。人々が気づいていないのは、こうしたダイエットが効果をあげるかどうかは、本人の「意志力」しだいという仕組みになっていることだ。食べていいものと食べてはいけないもの、運動のやり方、それから理由を大まかに教えたら、長期にわたってそれを実践できるかどうかは本人に任されるのである。

スポーツジムが1月は混み、2月になると利用率がもとに戻るのはこれが理由だ。春にはたいていのアメリカ人が早くも二度目のダイエットをはじめているのもこれが理由にほかならない。

わたしの心理学入門と食事心理学の授業を受けている学生たちに、**意志力をどう定義するか**と尋ねたことがある。大多数は、生まれつきの人格に備わったものか、その人固有の道徳心のバロメーターだと誤解していた。

実際はそのどちらでもない。

意志力は単純な脳の機能である。[1]その強さに遺伝的要素があるのは研究が示しているとおりだが、そこには遺伝子よりずっと大きな意味がある。意志力が誘惑に対する精神的耐性にとどまらないことを理解するのは重要だ――それはほかのもの、たとえば**集中力も左右する。**さらには作業の成果を監視し、感情を制御し、そして最も重要な点として、**選択を助ける。**1日の終わりに、「もう何かを決めるのはうんざりだ!」と思ったことはないだろうか。自分がただ選べないという理由から、夫や妻やルームメイトに夕食や映画を選ぶよう頼んだことはないだろうか。**科学者はこれを決断疲れと呼んでいる。**[2]そしてこれは現実に存在する。

フロリダ州立大学の心理学教授ロイ・バウマイスターは、意志力の世界最高の権威と言っていい。本人はそれを自己消耗と呼んでいる。1998年にバウマイスターは《ジャーナル・オブ・パーソナリティ・アンド・ソーシャル・サイコロジー》誌に共著論文を載せ、意志力が科学研究の対象たりうることを世に知らしめた。[3]

この論文で、バウマイスターはいまや有名となったラディッシュ実験について述べている。被験者はひと晩絶食し、翌朝空腹の状態でラボに来るよう指示される。そして焼きたてのクッキーの香りが満ちた部屋に通される。被験者はテーブルの前にすわるよう言われるが、そこには2つのものが載っている。生のラディッシュでいっぱいのボウルと、チョコレートチップクッキーとチョコレートキャンディーを山盛りにした皿だ。第一のグループは、質問票に回答するあいだ、ラディッシュなら食べてもかまわないが、クッキーとキャンディーには手を触れないよう言われる――別の研究で使うからという口実で。第二のグループは、クッキーとキャンディーを食べてもかまわないが、ラディッシュには手を触れないよう言われる。第三のグループは、食べ物が何もない部屋に通される。各被験者は質問票を埋めるのに15分間を与えられたあと、隣室に連れていかれ、「ほんとうの研究をする」と言われる。具体的には、知能検査をするのだと信じこまされる。実際には、それは解くことが不可能な幾何学の問題だ。実験者は、被験者が問題を何度解こうとするか、解こうとしてどれだけ長く粘るかに注目した。

15分間ひたすらクッキーに耐えた被験者は、解くことが不可能な幾何学の問題にがんばって取り組むだけの意志力がろくに残されていなかった。8分後にあきらめた。しかし、クッキーを食べることが許された被験者と、食べ物を何も目にしなかった対照群の被験者は、19分近くも粘った。解けないにもかかわらず、挑みつづけた。それだけの意志力があったのである。

これが「ほう、意志力は実在するのか」と研究者たちが悟ったはじめての実験になった。嘘ではない。1998年まで、科学者たちは意志力が測定できることを知らずにいた。ここからバウマイスターが証明したのは、**生活のある分野で自制心を働かせると、この貴重で有限なリソースが使い尽くされ、その後の機能に支障をきたすということだった。**[4]

このことを理解しておくのはとても大切だ。なぜなら、わたしたちの大半は生来、一度に15分ほどしか自分を制御できないからである。[5]そう、**たった15分間だ**（携帯電話の電池が15分間しかもたない状態を想像できるだろうか）。さらに、もろもろの活動やストレス要因がこれを消耗する。メールをチェックするというような、わたしたちがしょっちゅうしている活動が特にそうだ。意識してはいないだろうが、受信するたび、脳はいくつもの決断をしている。削除する？　読む？　保存する？　返信する？　全部？　いま？　あとで？　どうする？

感情の制御も意志力を急速に消耗する。例をあげよう。子供を学校まで迎えにいき、家に連れ帰り、習い事や宿題をやらせ、夕食を食べさせ、入浴させ、寝かしつけ、口答えをされたりぐずられたりしても堪忍袋の緒を切らさない。こういうことは意志力をすさまじく消耗する。子供のベッドの脇の明かりを消したらすぐさまキッチンに行きたくなったことは何度もあるはずだ。まさかと思うだろうが、そこには関係がある。この関係を作っているのは**脳のグルコース（ブドウ糖）である。**ある研究によると、受刑者が仮釈放審査を受けるとき、面接官が休憩をとる前だと――そしておそらくは軽食をとる前だと――仮釈放を認められる確率は15パーセントしかないという。休憩をとったあとは、確率は65パーセントにまであがる。[6]どうしてこんなことが起こるのだろう。

脳の意志力

意志力は脳の前帯状皮質が司っている。

前帯状皮質は、合理的な意思決定を司る前頭前皮質のすぐ後ろに位置する。**グルコースは脳全体のエネルギー源**だが、前帯状皮質はグルコースの変動にとりわけ敏感である。[7] 脳のグルコースの濃度がさがると、この部位の活動は這うほどに遅くなる。自然はこんな残酷きわまりない罠を用意している。何時間か働いたり、長い1日の終わりを迎えたりして血糖値が最低にまで落ちこんでいるとき、脳はわたしたちを見捨て、何を食べるかで賢明な選択をするのを不可能にしてしまうのである。

これを踏まえたうえで、1月の最初の数週間だけダイエットをする人たちについて考えてみよう。この人たちは1日をまじめにはじめる。運動し、そのせいで意志力を消耗する。いつもの1日を送り、家で子供と過ごしたり、職場で働いたりするあいだは感情を制御し、そのせいで意志力を消耗する。メールもチェックする。そして何か食べたいという誘惑にほぼひっきりなしに駆られながらも我慢する。夕食が近づくころには、多くの人が夫なり妻なりに「きょうはデリバリーのピザで済ませよう」と言うことになる。しかもその理由はわからずじまいだ。

こういう人たちは**意志力の切れ目にはまっている**だけである。

1日をまじめにはじめたのに、疲れきってしまったために夕食をテイクアウトで済ませたことは何度もあるはずだ。そんなときあなたは自分にこう言い聞かせるだろう。仕方がない、またあしたからはじめればいいさ、と。あるいは、何時間かレポートに取り組んだあと、休憩をとっているときにドーナツを見つけたらどうするだろう。ドーナツを食べたとしても、それはあなたが弱いからではない。正常だからである。

誘惑に耐えることは意志力を消耗する要因のひとつなので、ロイ・バウマイスターと教え子の大学院生は、実際のところ人々は誘惑に耐えるのにどれくらいの時間を費やしているのだろうと疑問に思った。そこで確かめてみることにした。ドイツの同僚のW・ホフマンと協力し、[8]被験者に渡したポケットベルをランダムな間隔

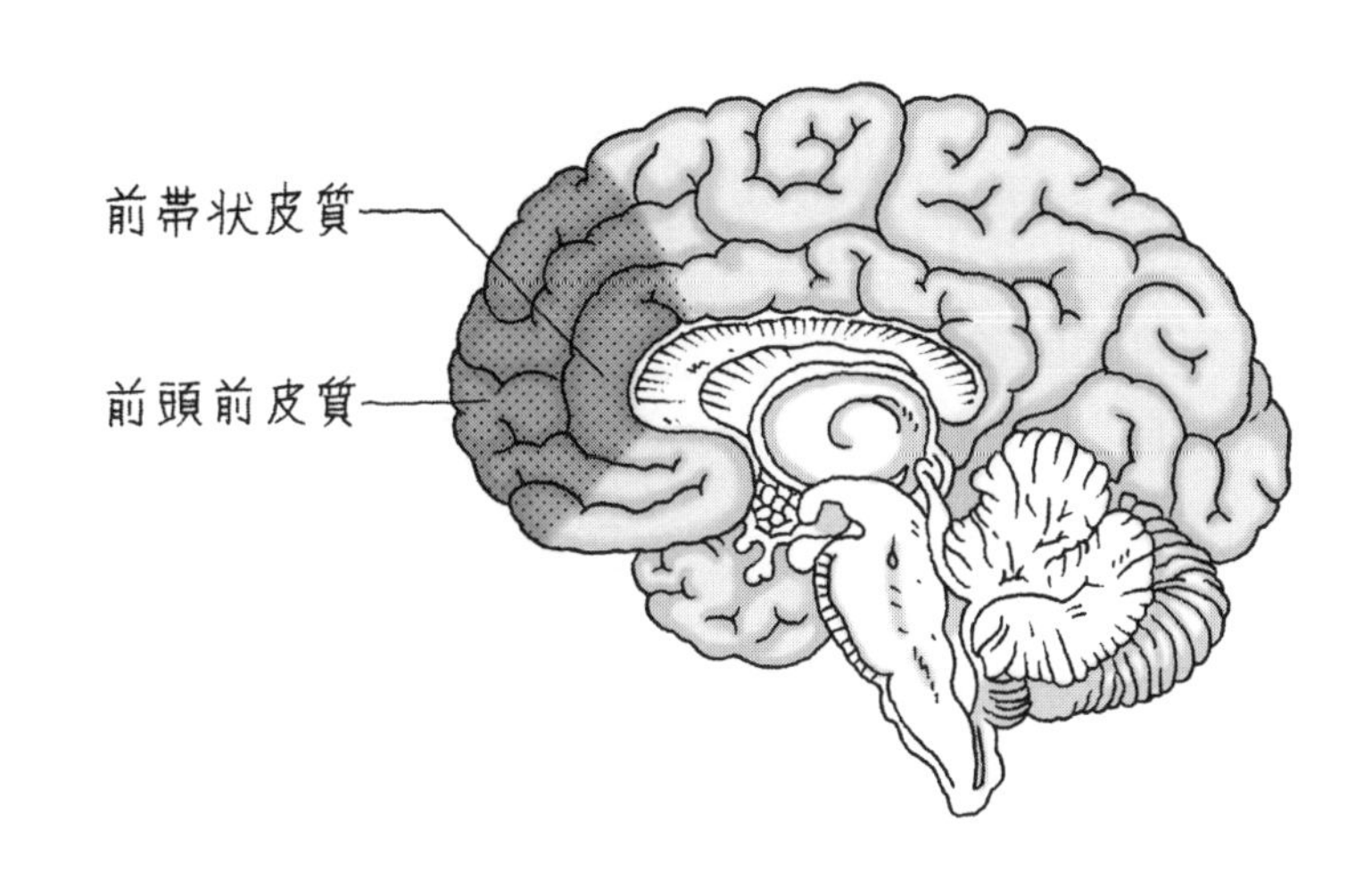

で1日に7回鳴らし、「いま何をしていますか。なんらかの欲求や渇望に耐えているところですか。もしそうなら、何に耐えていますか」と尋ねる実験をおこなったのである。そして205人の男女の被験者から7827の現況報告を得た。結果は驚くべきものだった。

被験者は平均して、睡眠や娯楽やセックスやフェイスブックのチェックといった、なんらかの欲求や渇望に、1日4時間も耐えていた。[9]これらの欲求は順位づけされた。人々が**耐えるために何よりエネルギーを使っていた欲求はなんだと思われるだろうか。食べ物である。**しかも群を抜いていた。それはわたしたちが何より求めるものなのである。**わたしたちは脳が耐えられる限界を超えて、食べ物のことを1日何時間も考えている。**その欲求はありふれているので、屈しても社会は許容してくれる（仕事をほうり出して映画を観にいったり、同僚とセックスをしたりするのとはちがう——これらもよくある欲求だが）。意志の力だけで減量は可能だとするのが夢物語である理由が、これでわかってきたと思う。

意志力を補充する方法はいくつかある。**グルコースは意志力を回復してくれる。**[10]**祈り**、[11]**瞑想**、[12]**社会的つながり**、[13]**睡眠**、[14]**感謝の気持ち**も意志力を回復してくれる。[15]これらは助けになるが、科学者のブライアン・ワンシンクの計算によれば、わたしたちは**食べ物に関連した選択を平均して1日221回もしている。**[16]そう、221回も！　意志力の切れ目に一度か二度はまるだけで減量を足踏みしてしまうというのに。そしてわたしたちの大半は、意志力の小さな切れ目にはまるのではない。巨大な谷間にはまる――減量の試みを完全に挫折させ、振りだしに戻してしまうような谷間に。何度も何度も繰り返して。

運動のやり方と食べていいもの――と食べてはいけないもの――に注目するばかりで、なんらかの行動介入によって意志力の切れ目を埋めるプログラムを組みこまないダイエット計画には、効果がないのは明らかだ。

必要なのは、意志力が底を突いた状態を想定し――いつでもそれはありえることなのだから――そういう状態でも効果のある計画だ。**本当に痩せる食事法は意志力に頼らないように工夫されている。**どれだけ栄養学に詳しくても、食べ物を場当たりに選んでいてはけっして成功しない。意志力の切れ目を埋めるのが不可欠であり、6章がそれを詳述している。そこでは**本当に痩せる食事法**の根本原理となっている考え方を教えるが、この考え方によって、わたしの親友のパット・レノルズは14カ月で80キログラム以上痩せた――そしてそれを維持している。

何より重要なのは、自分は意志が弱いと思いこむのをやめることだ。あなたはそんな重荷に耐えられない脳の部位に頼っていたにすぎない――それ以上でもそれ以下でもない。しかし、心配は要らない。そこも解決できる。

2 満たされない空腹感

前章を読めば、自分が「意志薄弱」などでないことは理解できるはずだ。あなたは人間の脳を持った人間という生き物にすぎない。弱さはそれとなんの関係もないし、意志力に頼ったプログラムはいずれ必ず失敗する。**脳内の回路の組まれ方ゆえに意志力には限界があるという科学的事実と、現代世界のストレス要因やめまぐるしさが組み合わさった結果、あなたは健康に悪い食事を選びやすくなっている。**そして健康に悪い食事を選ぶと、脳内で連鎖反応が起こって2つのものを生み出す。**満たされない空腹感**と、**耐えがたい渇望**である。

本章と次章ではこの2つについて論じよう。どちらも歴史的に見れば新しい現象だ。もちろん、空腹は何も新しいものではない。空腹は人間が生き延びるのに欠かせない動因である。何が新しいのかというと、**食べ物がいつでも手にはいるようになったこと**と、**食べ物が過度に加工されるようになったこと**であり、これが興味深いが悲惨な結果をもたらしている。食べたいというわたしたちの自然な動機をゆがめ、それを新種の怪物に変えてしまっているのである。

人類史の大部分で、食料は不足していた。わたしたちはどんな食べ物でも手にはいりしだい食べた――それが熟したり、それをどうにか捕まえられたりしたら。わたしたちは食べ物がなくても長く耐えられるようにできているが、それは耐えざるをえないことがたびたびあったからだ。わたしたちの体は、基礎代謝をさげ、少ない食べ物でも済むように機能を低下させることで、食料不足にすみやかに順応する。[1]食料がまったくないときは、たくわえたグルコースで3日間しのぎ、その後は生き延びるために肝臓が脂肪と筋組織を分解しはじめる。[2]飢餓が数週間つづくと、臓器までもが分解をはじめてエネルギーを作り出す。通常の減量の際も、激しい運動によってカロリーを消費しようとすると、安静時の代謝はさがる。[3]要するに、**食べ物がふたたび見つかるまで生き延びることに、体は上手に順応する。**

体が上手に順応できないのが、カロリーの大盤振る舞いだ。しかも、それはただのカロリーではない――過度に加工、精製されたカロリーである。進化の歴史で、人間という動物がこんな問題に対処しなければならなくなったことは一度もない。しかし、これこそが現代の食事のシステムと食習慣がもたらしたものにほかならない。いまや**加工、精製されたカロリーが絶えず過剰に供給されている。**肥満率は、体につぎこまれるもののために人々の体がショック状態に陥っていることを目に見える形で表している。

この事態はどんな結果をもたらしているのか。

わたしたちの脳を破壊している。

満たされない空腹感

満たされない空腹感とはどういう意味だろうか。進化論的には、これは新しい種類の空腹感である。「1日をはじめるエネルギーがほしい」というのとはちがう。「夕食を済ませてチップスをひと袋食べたばかりだが、いま冷蔵庫にアイスクリームを取りにいっている」という、まさに満たされない空腹感である。

これについて考えるとき、わたしがよく思い出すのは、たっぷりの食事をしたあとにデザートを頼むときや、再三再四キッチンに戻ろうとするときに、体に話しかけて空腹かと訊いていたことだ。体は声高に「ノー」と答える。しかし、脳がすぐさまその考えを締め出す。的はずれだし、無理難題だという理由で。わたしはどうしても食べ物がもっとほしかった。満たされない空腹感に支配され、それを止めようがなかった。

科学者の指摘によると、わたしがまざまざと覚えているこの衝動は、2つの重要な点で**本物の空腹と異なっている。**第一の異常な点は、この衝動がすわったままでいたいという強い衝動をともなうことである。現代のわたしたちの活動を考えてみるといい――テレビを観ながら食べ、本を読みながら食べ、メールのチェックやネットサーフィンをしながら食べ、スポーツを観戦しながら食べ、映画を観ながら食べ、車の中でも食べる。しかもこれは食事ですらない。たいていは間食で、わたしたちはそれを正当化している。これでは毎日がビュッフェだ。終わることのないすわりどおしのビュッフェである。この点を強調するのは、あとでわたしたちの齧歯類(げっしるい)版であるネズミを紹介するからだ。

歴史から見ても、進化論から見ても、こんな食事はありえなかった。エネルギーを取りこむのは、かつては活動するための生物学的誘因だった。ベリーの茂みが育って実を充分につけたり、部族の者がヌーを仕留めたりしたら、わたしたちは何日かかけてたらふく食べ、すると脳が活動するよう指示を出した。それはいいことでもあった。カロリーを摂取し、それを今後も生き延びるために使用するのは非常に重要だった――わたしたちはひもじい時期が来るのに備えてもっと食料を生産して備蓄し、風雨をしのげる家を造り、つがう相手を捜さなければならなかった。**かつてエネルギーは活動をもたらした。だがいまはちがう。それは怠惰をもたらしている。**

現代の空腹が異常である第二の点は、食べても空腹が満たされないことだ。まえがきで述べたように、何年も前に摂食障害の専門家が、太りすぎの被験者は食事の途中でよけいに空腹になっていくとわたしに説明してくれた。そして通例、食事が終わるころにははじめたころと同じくらい空腹になっている。[4] こんな反応が出るのは**フィードバックのメカニズムが壊れているからだ**。わたしもいまならこういうことが完全に理解できる。肥満だったころを思い出す――わたしはどうしても満腹感を得られなかった。得られたとしても、もう食べたくないという気は起こらなかった。食べ物を詰めこんで気持ち悪くなっても、苦しさが和らぐまで30分待ち、また食べつづけるだけだった。

わたしたちは本来、こんな行動をするようにはなっていない。本来ならカロリー摂取を調整するメカニズムを有している。親ならよく知っているだろうが、子供は手当たりしだいに食べるときと、クラッカーくらいしか食べないときがある。子供は一度の食事でたくさん食べると、本能的にそのあとのカロリー摂取を減らし、いわばカロリーをカロリーで相殺して調整しているのだ。[5] だがわたしたちは、この能力を失いつつある。

コーネル大学食品・商標研究所の所長であるブライアン・ワンシンク教授は、わたしたちがどんな合図によって自分は満腹かどうかを判断しているかに興味を持った。単純な合図のはずでは？　満腹は感じるものなのだから。ともあれ、ワンシンク教授はひとりでに満ちるスープ皿を使って実験するという名案を思いついた。皿の底にはチューブが仕込まれていて、被験者がスプーンでスープをすくうたびに、気づかないほど少しずつスープが追加される。[6] 空の皿が「満腹を感じる」合図にならないときに、どうなるだろう。この被験者たちは、ふつうの皿からスープを飲んだ被験者よりも、73パーセントも多くスープを飲んでいた。しかも、帰り際に、どちらのグループも自分がどれくらい満腹で、どれくらいのスープを飲んだと思うか答えたのだが、結果は同じだった。実験の途中、スープがひそかに追加されていなかったら皿が空になっていたころに、ワンシンク教授は被験者に満腹かどうか尋ねた。被験者はまだ半分残っている皿を見おろすと、とまどって顔をあげ、こう答えた。「いいえ……満腹のわけがないでしょう？　まだ飲み終えていないのに」。

これはどういうことなのだろう。どうしてこんなことになるのだろう。わたしたちに何が起こっているのか。いろいろと考えられる――さまざまな要因がからみ合っている。トゥルーノース・ヘルス・センターの設立者で、菜食中心の食事を推奨しているアラン・ゴールドハマー博士は、食事のカロリー密度が高くなっていることが原因だと断じている。[7] 歴史を振り返れば、わたしたちの食べ物はカロリー密度がそれほど高くなかった。手にはいったのはもっぱら、植物や全粒の穀物や少量の動物性タンパク質だった。大量の野菜を食べても、摂取するカロリーはさほど多くない。だから胃の中にある受容体は、胃のふくらみ具合に基づいて、どれだけエネルギーを摂取したか脳に伝えやすかった。だが現代では、ドーナツとドライブスルーのコーヒーの組み合わせだけで、ろくに腹は満たされないまま1日に必要なカロリーの半分を摂取できる。**食べ物のボリュームとカロリーの摂取量はかつてのように相関していないのである。**

もうひとりの犯人は人工甘味料の可能性がある。これについてはのちほど詳しく論じるが、基本的なことだけ言っておこう。**人工甘味料はカロリーを含まないので、体にエネルギーを与えないが、糖類そっくりにインスリンのシステムに作用する。**舌が甘みを感じ、脳の受容体が刺激され、膵臓(すいぞう)が血中にインスリンを分泌し、流れこんでくる糖分を処理しようとするが……それはいつまで経っても来ない。[8]これだけでも**フィードバックのループが壊されかねない。**

加えて、**人工甘味料を口に入れると本物の糖類を含むものが無性に食べたくなり、つぎにそういう機会があったときにむやみに食べてしまう恐れがある。**２０１０年、パーデュー大学心理科学部のテリー・デイヴィッドソンらは2つの実験をおこない、サッカリンで味付けしたヨーグルトを食べたラットは、ブドウ糖で味付けしたヨーグルトを食べたラットよりも、体重が29パーセントも増えたことを示した。**糖類をノンカロリーの甘味料に変えると、その後に甘いものが食べたくなる欲求を高める効果があり、これが体重の増加をもたらしたのである。**[9]

食事の時間もうひとつの要因だ。最近まで、食事の時間は個人のスケジュールによって決まるのではなく、コミュニティのスケジュールによって決まっていた。かぎられた資源を公平に分配するために、部族はいっしょに食事をとった。産業革命の前、生活が農業を中心にまわっていた時代は、家族は朝にエネルギーを補給し、昼に作業を止めて量の多い食事をとり、暗くなると寝る前にまた食事をした。人々が工場や炭鉱で働くようになると、労働のスケジュールが作業員の――ときには町全体の――食事の時間を決めることになった。現在では、食べるのを許されない時間帯というものはない。会議が昼前にあるのなら、テーブルには菓子パンが置いてある。昼過ぎならクッキーが、休憩室にはドーナツが、PTAの会議ではベーグルとクッキーが用意してある。コーヒーはいつでもどこでも出され、砂糖とクリームが添えられている。**何時でも食事ができる。**こんなふうに考え方が変わったことでいちばん被害を受けているのは子供たちだ。わたしが幼い娘たちを習い事に連れていったときも、体操や音楽で30分過ごすたびにクラッカーやレーズンが出された。これまで教えたことのある大学のキャンパスのどこでも、学生たちは決まってスナックを授業に持参していた。食事心理学の授業で、わたしはいつも「毎日朝昼晩欠かさず食べる人は?」と訊くようにしているが、学生たちはぼんやりとわたしを見返すだけだ。**わたしたちはもはやまともに食事をしていない。好きなときに間食をして済ませている。**

こうした要因のすべてが関係しているのは確かだ。しかし、ずっと根深い事態も起こっていて、それを理解するためには**脳が空腹を制御する仕組み**を見ておかなければならない。

レプチンと視床下部

視床下部は脳の奥深くにあるアーモンド大の部位で、内部にはさまざまな機能を持つ小さな神経核がいくつもある。視床下部は体内の調整役といっていい。下垂体を刺激するホルモンを分泌することで、**空腹のほか、体温、親が子に示す愛着、性衝動、渇き、疲労、睡眠、概日リズムを司る**。重要な司令室であり、生命の維持に必要なものの多くがここでバランスを保たれている。すぐ下には脳幹があるが、これについてはじきに論じよう。

いまは**ある特定のホルモン**と、**それが視床下部に作用して食欲を制御する仕組み**に注目したい。そのホルモンは**レプチン**と呼ばれている。

レプチンの物語は1949年にまでさかのぼる。この年、通常体重のネズミの集団の中に、同腹の子たちとはまったく異なる成長を遂げた個体が何匹か現れた[10]。科学者たちを驚かせたのは、この奇妙なネズミたちが活動的でも好奇心が豊かでもなかったことだった。典型的な齧歯類のように檻の中を走りまわることもない。それどころか、ほとんど動かなかった。ずっと。動かないのに……食べた。餌箱の近くにうずくまって、1日中食べていた。食べるものといえばありふれた粒状の餌なのに、飽きることなく。このネズミたちが恐ろしいほど太るまでに時間はかからなかった。あまりにも食べるのが好きなので、移動させるには餌箱の位置を変えるしかなかった。するとネズミたちは新しい場所へとよたよた歩き、うずくまってまた食べはじめた。科学者たちは何か重要な機能がおかしくなっていることに気づいたが、それがなんなのかは突き止められなかったので、異常の原因が明らかになるまで繁殖させることにした。１９９４年になってようやく、ロックフェラー大学分子遺伝学研究所のジェフリー・Ｍ・フリードマンが、この異様に肥満したネズミを8年間研究したすえに、原因を発見した。１９４９年に突然変異によってネズミから特定の劣性遺伝子が失われていたのである。この遺伝子は**肥満遺伝子**と呼ばれる。[11] フリードマンらは遺伝子のパンくずをたどり、**肥満遺伝子の働き**を突き止めた。**それは特定のホルモンを作り出し、そのホルモンはネズミの脳に、食べるのをやめて活動**

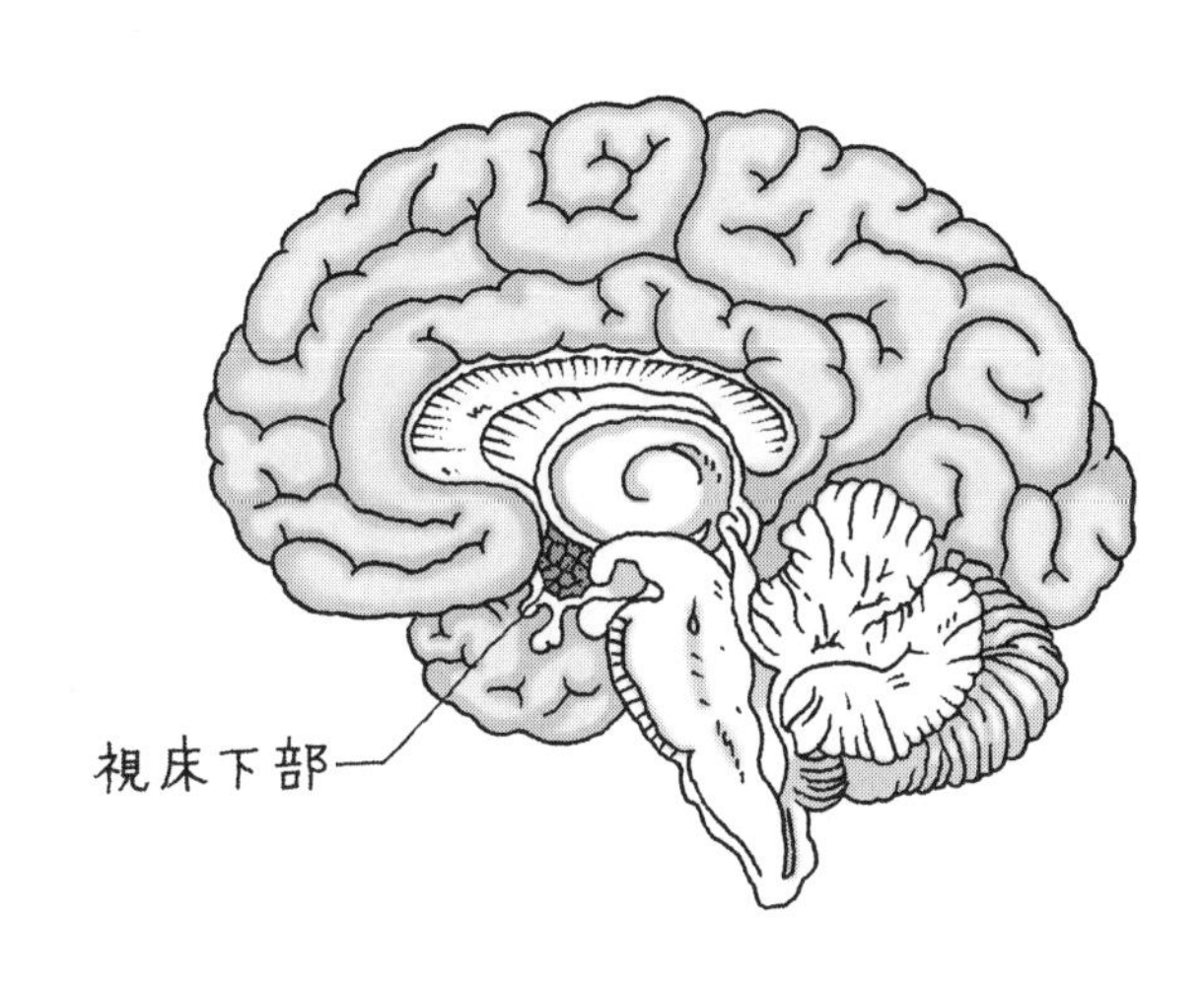

するようシグナルを出す。フリードマンらは新たに発見されたホルモンを、「痩せている」を意味するギリシャ語のレプトスにちなんで、**レプチン**と名づけた。

このネズミたちは節操がなかったのか。愚かだったのか。怠け者だったのか。適度な量を食べて毎日運動するよう説く啓発キャンペーンが必要だったのか。そんなわけはない。レプチンが必要だっただけである。**レプチンがないと、脳はいつまでも飢えていると思いこむ。**食べるのをやめて活動しても安全だとは信じない。こんなふうに言うのがレプチンの役目になる。「もういい！　エネルギーの補給は終わりだ――大工仕事をしたり、農業をやったり、子作りしたりしてこい」。

そして当然ながら、これらのネズミもレプチンの注射を数回受けると、食べ物に対する興味を失い、進んでまわし車の中にはいりはじめ、また痩せていった。

これだ！

言うまでもなく、製薬業界はさっそく巨費を投じ、レプチンの錠剤を製造して特許を取得する方法を見つけようとした。[12]小さな錠剤をひとつ飲むだけで、だれでもすぐに餌箱から離れてまわし車の中に飛びこめるようになるはずだった。しかし、残念ながら、運命の――あるいは生物の――定めか、**太った人が錠剤のレプチンを飲んでも痩せない。レプチンを直接注射してもやはり痩せない。**なぜか。これらのネズミと同じ問題をかかえているわけではないからだ。

ネズミたちはレプチンを作る遺伝子を完全に欠いていたので、体内にレプチンがまったくなかった。わたしたちの体内にはレプチンがある。それどころか、太りすぎの人は痩せている人よりも血中のレプチンの量が多いとわかっている。

それも不思議ではない。なぜなら、**レプチンは脂肪細胞で作られるからである。**レプチンは満腹のフィードバックのメカニズムで失われた環になっている。わたしたちが食べすぎると、すぐに燃やせないカロリーは脂肪細胞へ行く。脂肪細胞が満杯になるほど、レプチンが分泌される。レプチンは脳まで戻ってきてこう言う。「もう食べるな！　このエネルギーをどうにかできる何か有益なものを探してこい！」。

それならなぜ、レプチンは血中を漂っているのに、脳に満腹だというシグナルを伝えないのだろう。この精巧なシステムはどうして故障してしまうのだろう。何年も前から科学者たちに広く知られている答を言うと、**人々がレプチン抵抗性を持ちつつあるからだ。**[13] **脳が血中をめぐるレプチンを感知せず、いわば「見ない」のである。**

それがどういう感じかはわたしもよく覚えている。毎晩ソファーにすわって、楽しむこともろくに味わうこともせずに食べ、満腹になることも満足することもまずない——自分を慰め、麻痺させ、嫌悪していただけだった。

では、レプチン抵抗性のそもそもの原因はなんだろうか。この謎を解けば、肥満の世界的流行の暗号を解読できる。そしてしばらく前に、それは達成された。ロバート・ラスティグ率いるカリフォルニア大学サンフランシスコ校医学部のチームが、**レプチン抵抗性が蔓延している原因**を突き止めたのである。

その原因とは、**インスリン**である。**インスリンが脳内でレプチンの働きを妨害している。**[14]

インスリン

今日では大半の人がインスリンのことを多少なりとも知っていて、糖尿病や血糖値と関係があることを知っている。

足がかりとしては充分だ。

大事な部分を話そう。わたしたちの体は細胞レベルで血糖をエネルギーとして必要とする。しかしながら、ほとんどの細胞は血糖をそのまま取りこめない。食事をして血糖値があがると、視床下部が膵臓にシグナルを送って血中にインスリンを放出させる。インスリンは細胞に結合し、開いて血糖を吸収するよう指示する。だから**インスリンはしばしば「鍵」のホルモンと呼ばれる。インスリンは**糖分を当面のエネルギーとして使うか、将来使うためにたくわえておくかを指示でき、**血糖値が高くなりすぎたり（高血糖）低くなりすぎたり（低血糖）しないよう**

に調整する役割を持っている。

先進国全体で2型糖尿病の診断が急増しているという話を聞いたことがある人なら、世界規模で食事が変化したために、体が怠けていられる限度をはるかに超えてインスリンが分泌されていることを知っているはずだ。太りすぎの子供に対する研究によれば、小学校から高校までのあいだにインスリンの基準値は45パーセントも増える。[15] これは平均の値であり、自動販売機のスナックを食べて値が急上昇したときの話ではない。世界の食事の変化は、**高すぎるインスリンの基準値**という結果を招いている——事実上、これはだれにでも言える。

肥満がインスリンの過剰と結びついていることは科学者も把握していたが、カリフォルニア大学サンフランシスコ校のチームがインスリンとレプチンの関連を突き止めるまでは、過剰なインスリンがどうしてこれほどの悪影響をもたらすのかは正確にはわかっていなかった。

しかし、現在ではわかっている。**インスリンはレプチンの働きを妨害している。**しかも、神経医学の面から見れば、最悪の場所で。

脳幹

以前は視床下部でレプチンの働きが妨害されていると考えられていた。これは事実だし、また充分に悪いことなのだが、現在では別の場所でも妨害されているとわかっている——脳幹である。[16]脳幹は「爬虫類脳（はちゅうるい）」とも呼ばれる。脳の基部に位置し、脊髄と接している。**脳幹でレプチンの働きが妨害される**ことがなぜ問題なのか。それはここが、考えられる筋書きを推理したり、熟考したり、実行したりする脳の部位ではないからである。**脳幹はわたしたちが制御できないことを管理している**——呼吸、嚥下（えんげ）、血圧、代謝機能、起きているか眠たいかといった基本的なことを。要するに、脳幹の働きを抑えこむことはできない。

それでも試したら成功するかもしれない——わずかなあいだは。たとえば、あなたが階段を10階まで足早にのぼることになったとして、その最中は鼻でゆっくり呼吸すると「決める」こ

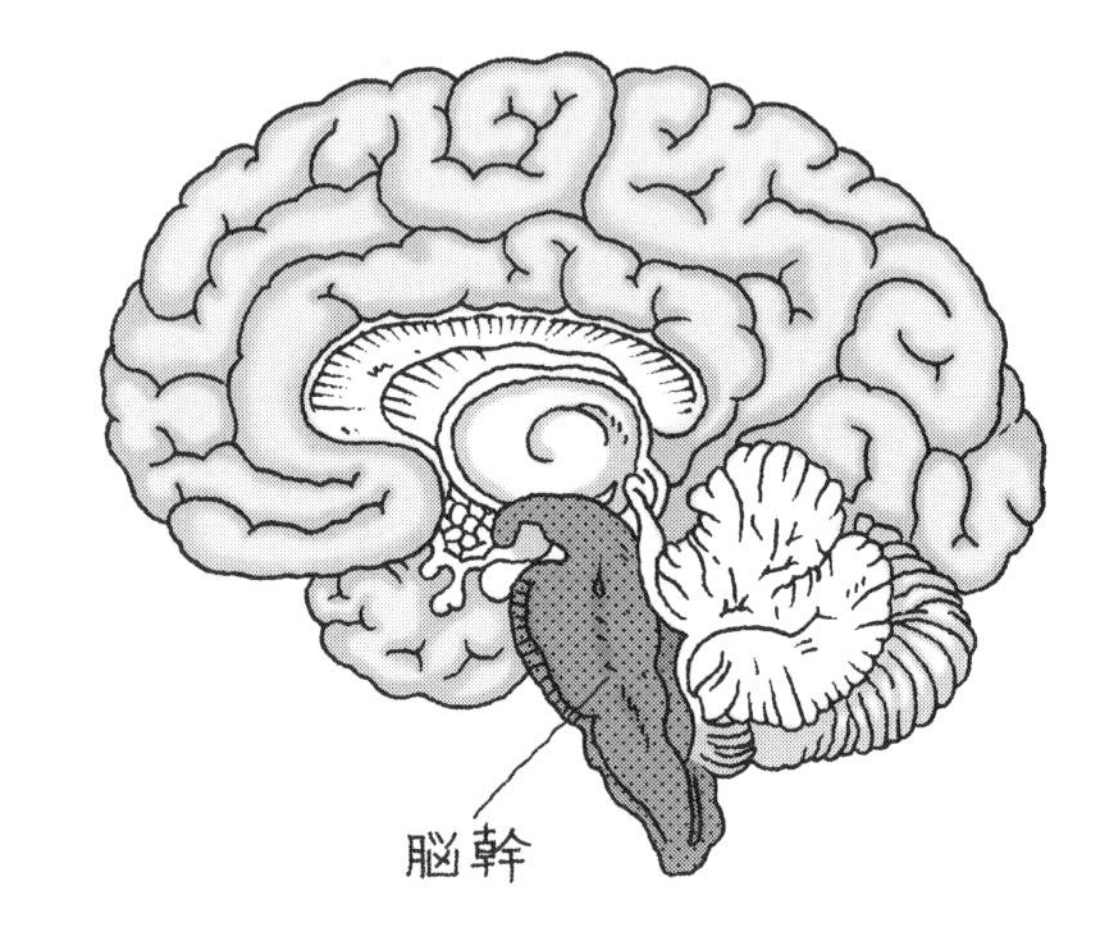

とはできる。だが、はじめはそんなふうに呼吸できても、やがて脳幹が優位に立ち、足りない酸素を要求する。好むと好まざるとにかかわらず、あなたは荒い息をつきはじめる。それはどうしようもできない。わたしたちの生存に関して責任を負っているのは脳幹である。

そんなところでレプチンの働きが妨害されている！　わたしたちの脳の最も重要な部位が、満腹だし適度な量の食事をとったというホルモンの指示を受けられずにいる。レプチン抵抗性のある人にとって、自分が飢えているというのは絶対の確信になる。だからソファーにすわり、指示されるままに食べて食べて食べつづける。

さらに言うと、わたしたちは何を食べているのか。世界の人々は何に手を伸ばしているのか。一気にインスリンの分泌量を増やす食べ物にほかならない。

3 耐えがたい渇望

わたしたちがまちがった食べ物を食べすぎていること、その食べ物がわたしたちのインスリン値を増やしていることをこれまで見てきた。増えたインスリンはレプチンの働きを妨害し、そのせいで脳はわたしたちが飢えていると思いこむ。だからわたしたちは食べ物をもっとほしがるが、意志力はメールを15分間チェックしたばかりに使い果たされ、影も形もない。なんとも恐ろしい話だ。

意志力の切れ目と、満たされない空腹感と呼ばれる脳の機能不全については学んだので、脳が減量を妨げる第三の仕組みを論じよう――**耐えがたい渇望**である。

一見すると**耐えがたい渇望**は**満たされない空腹感**とよく似ている。確かに、どちらも最終結果は体が必要とするより多く食べることである。しかし、両者はけっして同じではない。

では、どんなちがいがあるのか。

つまるところ、この2つは脳の異なるメカニズムに起因する。**満たされない空腹感はレプチ**

ンの働きが脳幹で妨害されているという事実から生じ、そのせいで人々は何も考えずに1日中食べ物を口に運びつづけ、もう食べ物は要らないという体からのフィードバックを受けられない。「間食」や「過食」のメカニズムと見なしてもいい。これに対して**耐えがたい渇望は、「むちゃ食い」のメカニズムである。**これに陥った人は――わたしもそうだったが――本人にとっては「麻薬」である特定の食べ物を手に入れるためだけに、わざわざ車で遠出する。夜遅くにスーパーマーケットへ行き、棚のあいだをうろつきながら、こんなときに「もってこい」の「あれ」を探す。それが手にはいり、袋をあけて口にひとつほうりこんだり、家まで待ちきれずにスーパーマーケットの駐車場で掻きこんだりして、もうすぐ苦しみから解放されると納得するまでは、全身がひたすらひとつのことに集中する。脳内の欲望を満足させることに。

しかし、その欲望はどこから生じるのだろう。

側坐核

側坐核は脳内で快感、報酬、動機を司っている。内部にはドーパミンで活性化する神経細胞の塊があり、わたしたちの**行動に動機を与える**ようになっている。だから生命を維持する活動の非常に多くは、**脳を刺激してドーパミンを放出させる**――セックス、運動、それからもちろん、食事だ。

わたしたちの側坐核で日々何が起こっているかを考えるうえで、取りあげたいことが2つある。**食べ物**と**セックス**だ。この2つにつながりがあるとは考えにくいが、どちらもきわめて重要である。人類という種が生き延びるために、わたしたちは**性的な刺激**と**食欲の刺激**に——見た目やにおいに——反応するようにできていて、ひとことで言えば「分け前にあずかりたい」と思っている。興味深いことに、この2つの刺激は長い年月のあいだに同じような変化を遂げている。10万年前、いや1000年前、いやわずか50年前と現在でも、食事や性的な事柄で得られる刺激がちがうのである。

とりあえずはセックスに注目してみよう。大昔にあった性的な刺激はのぞきだ。隣の村の人々が川で水浴びをしているところに運よく出くわせば、あなたは裸をのぞき見ることができるが、身を隠して遠くから眺めるはずだから、視界はいまひとつだろう。つまり、望むときにいつでも大きな刺激が得られるわけではない。これに対して、今日ではインターネットでポルノが四六時中見られ、それはグロテスクなほどに生々しい。

脳はこんな刺激には耐えられないし、それが放出させるドーパミンの量にも耐えられない。これほど激しい化学物質の洪水を処理できるように作られていないからだ。大量のドーパミンを送りこまれた側坐核は、こんなふうに反応する。「おいおい、いくらなんでもこれは多すぎる。こんなに刺激を受けるのはまっぴらだ」。それでも刺激を繰り返していたら、**側坐核は下方制御という対策を講じる。**

下方制御

脳は下方制御によってドーパミン受容体の数を減らし、**過負荷に対応**しようとする。つぎに同じような激しい刺激があっても、このおかげでほどほどに反応できる。

ありがたい話に聞こえるが、脳の生理学が変わってしまうのはありがたくない。刺激がすみやかに与えられなければ、満足できなくなってしまう。

それはどういう状態なのか。

かつてクリスタル・メスとクラック・コカイ

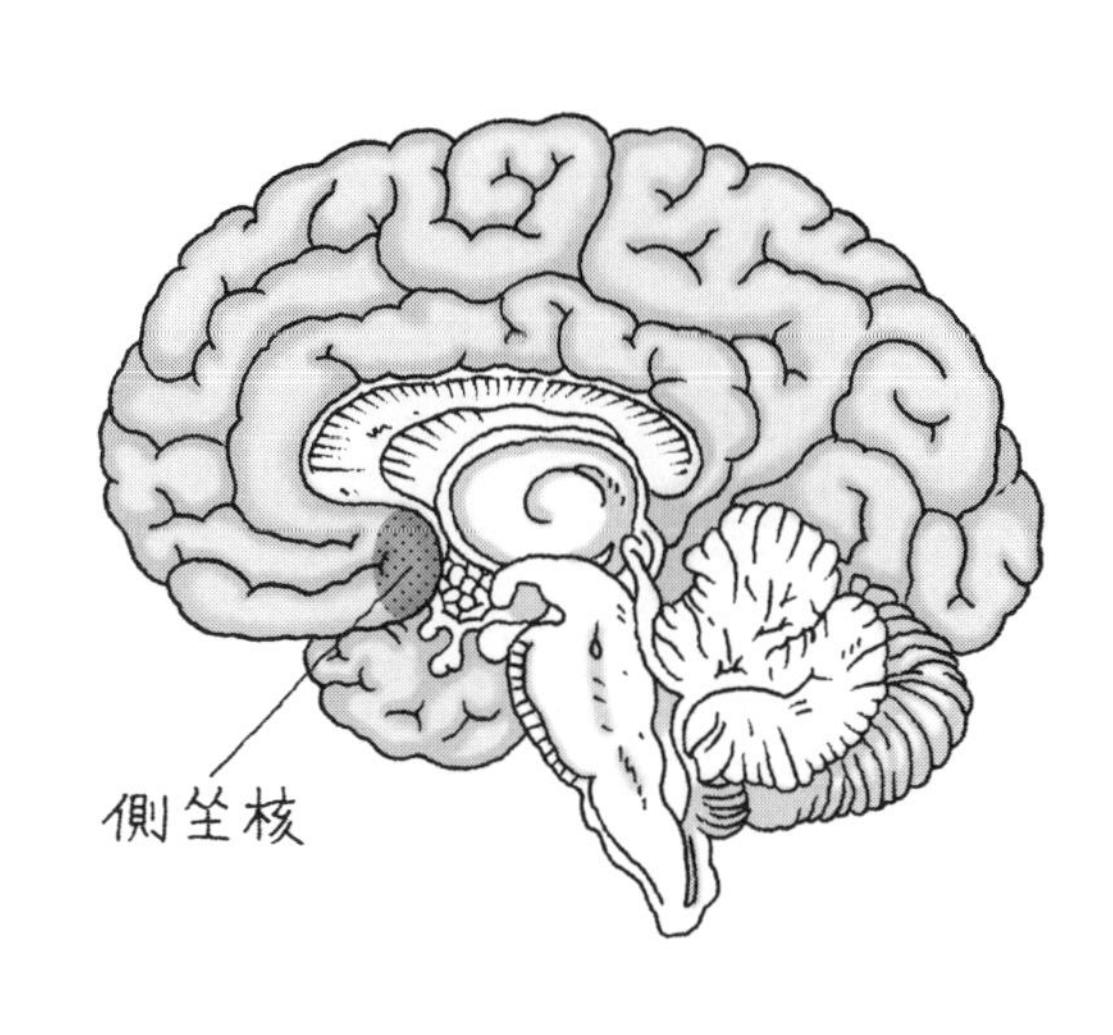

ンに依存していた身として――どちらも側坐核のドーパミン受容体を一掃しかねない薬物だ――わたしにはここで意見を言う資格があると思う。だからこう言いたい。ドラッグを使っても快感は得られない。最初は得られるかもしれないが、しばらくすると得られなくなる。

どんな感じだったのか。

「もっと」という感じだった。

とにかくもっとほしかった。

しかし、いったんドーパミンが下方制御されてしまうと、ドラッグをやっていない時間は快感がまったくないように感じられて仕方がなかった。これ以上ないほど憂うつだった。ドラッグがほしくてたまらなかった。調子が悪く、それから逃れるためにもっとドラッグをやるしかなかった。ハイになるためではなく、正常になるために。多くの人はこの点を誤解していると思う。依存症の人はハイになるためにやっているのではなく、正常になるためにやっている。わずかなあいだでも調子をよくしたくて。

食べ物でもまったく同じことが当てはまる。甘い食べ物の入手しやすさとその糖度は、10万年前、いや1000年前、いや50年前と現在でも驚くほどちがう。10万年前なら、ベリーの茂みが実をつけたり、ハチに刺されずにハチミツを手に入れたりするのは幸運なことだった。今日では、ベリーは甘いものをやめたいときにすすめられる食べ物になっている。

精製された砂糖が食事に加わったのは1700年代からだ。それ以前は砂糖の入手や加工はむずかしかったので、貴族や金持ちが独占していた。砂糖のプランテーションが出現すると、何もかも変わった。第二次世界大戦後は食料の生産が機械化された。食べ物は企業の製品になり、マーケティング活動が盛んにおこなわれた。やがて1973年にアメリカの農業の補助金政策が大きく変わると、高果糖のコーンシロップが安価な甘味料として広まり、消費量がふたたび増えた。しかし、高果糖のコーンシロップだろうと、昔ながらのテーブルシュガーだろうと、そのほかの名前を与えられた何十もの糖類だろうと、スーパーマーケットの棚で売られているカロリーの80パーセントに糖類が混ぜこまれているのが現実だ。[1] 糖類はおいしく、脳は快感を得る。その結果、このわずか20〜30年のあいだに糖類の消費量はありえないほど急増し、わたしたちの脳はますます強烈な刺激を受けるようになっている。とうてい対応できないほどに。

渇望

これが脳の現状だ。脳の受容体は大量のドーパミンを送りつけられ、数を減らしている。現実にはどれくらいの頻度でこれは起こっているのだろう。これまで述べたもろもろの話を思い出していただきたい――脳内でレプチンの働きが妨害されているので、わたしたちはいつまでも食べ物を求めるようになっている。そして食事のたびに加工食品ばかりを食べていたら、ドーパミン受容体は数時間ごとに過剰な刺激を受けることになる。

さらに、言うまでもなく、現代の生活には**脳をドーパミン漬けにする刺激がほかにもたくさんある。**四六時中コーヒーを飲むとか、煙草を吸うとか、しょっちゅうポルノを見るとか、コカインやアンフェタミンをやるとか、酒を飲むとかの刺激だ。しかし、正直な話、**大量の糖類と穀粉を食べるだけで脳はドーパミン漬けになってしまう。**

そう、食事に関してはこの2つが犯人だ。**糖類**と**穀粉**である。

実のところ、糖類と穀粉に対してはまったくちがう見方をしていただきたいと思っている。人々は糖類と穀粉を食品として考えがちだ。

これらをドラッグとして見るようになっていただきたい。

脳内における糖類と穀粉

コカインがドラッグであることにはだれも異存はないだろう。しかし、どのようにしてドラッグになるのか。何から作られるのか。

コカインはコロンビアなどの南アメリカ各地に自生するコカの葉から得られる。コカの葉そのものにはほとんど害はない。アンデス山脈をハイキングしている人たちはたいていこれを噛んでいる。コカの葉を口に入れて噛んだらどうなるのか。頬が少し痺れ、カフェイン入りの紅茶をカップ半分飲んだときのように、少し元気が出る。

　この快感のために、祖母の家に忍びこんでＤＶＤプレイヤーを盗み出し、もっとコカの葉を買おうとするだろうか。するわけがない。コカの葉には依存性がない。[2] しかし、コカの葉に含まれるエキスを抽出、精製して細かい粉末にしたら……それはドラッグである。[3] しかもかなり強力なドラッグだ。コカインという名の。

　また、ヘロインはケシから作られる。1日中ケシ畑の中にすわってケシを食べたらどうなるだろう。アヘンの尿検査には引っかかるだろうが、依存症にはならない。縮こまって狂ったようにヘロインをほしがる依存症患者にはならない。ケシのエキスを抽出、精製してヘロインと呼ばれる薄茶色の粉末にしてはじめて依存症になる。

　つぎは糖類だ。糖類は何から作られる？　サトウキビ、テンサイ、トウモロコシからだ。どれもわたしはたくさん食べている。アメリカの北東部でサトウキビは手にはいりにくいので、しょっちゅうかじるようなことはできないが、テンサイはサラダにして毎晩のように食べている。軸付きのトウモロコシも大好きだ。実を言うと、家の近くに農場の直売所があり、夏のあいだはとれたてのおいしい軸付きトウモロコシを売っている。依存性はない——むしろ健康にいい。けれども、これらの野菜からエキスを抽出、精製して粉末にしたら（あるいは、高果糖のコーンシロップの場合は濃縮液にしたら）、それはドラッグである。収穫した食べ物をドラッグに変えてしまっている。

最後は穀粉だ。穀粉は何から作られる？　いくつもの穀物から作られる。どれもはじめは健康にいい食品だ——そのままの状態なら。だが、エキスを抽出、精製して細かな粉状物質にしたら、それはドラッグである。

これを読み、糖類と穀粉なしの生活を思って絶望し、憂うつになったのなら、まさしくそれこそドーパミンの下方制御のなせるわざだと指摘しておきたい。この感情の強さには驚くばかりだ——もし自分の生活にこうした食べ物がなかったら、生きがいなどないように思えてしまう。この憂うつな感情がどういうものか、わたしは知っている。それでも克服できると約束する。**ドーパミン受容体は再生できる。**あなたは回復できる。いや、回復よりももっと望ましい状態になれる。やがてあなたは目標体重に向かって順調に進み、ずっと幸せで自信を持てるようになり、これらの物質が脳に与えたダメージから解放されるからだ。

脳の側坐核におけるドーパミンの反応をポジトロン断層法で撮影すると、肥満した人の脳神経活動が、コカインに依存する脳より弱いことがわかる。ドーパミンの反応がコカインに依存している人よりも悪いのである。

ただし、科学の指針のひとつに、「相関関係は因果関係を意味しない」というものがある。つまり、過食がドーパミン受容体減少の原因ではなく、その逆の可能性もあるということだ。肥満した人の脳は、最初からドーパミン受容体が足りないために、大量の食べ物をほしがるのかもしれない。

科学者たちはこの可能性を捨てきれずにいたが、2010年5月になって《ネイチャー・ニューロサイエンス》誌にスクリプス研究所が論文を発表した。[4] ポール・ジョンソン博士とポール・ケニー博士は、正常で健康な脳のラットを選んで3つのグループに分けた。対照群は、実験用ラットの通常の餌が与えられた。第二のグループは、ベーコン、ソーセージ、チーズケーキ、パウンドケーキ、糖衣、チョコレートが与えられたが、それは1日1時間だけだった。第三のグループは、同じ内容のいわばラット用ビュッフェを、1日18時間から23時間与えられた――要するに好きなだけ食べることができた。当然ながら、第三のグループはたいへんな肥満体になった。しかし、もっと重要なのは、脳が最初は健康だったのに、最後はドーパミン受容体の下方制御が起こっていたことだ。**食事が脳の変化の原因になったのである。**

こうして、12ステップの食事プログラムの参加者ならだれでも知っている事実を、科学がついに証明することとなった。**食物依存症は現実に存在する**。コカイン依存症と同じように。ヘロイン依存症と同じように。そこに生理学的なちがいはない。当初、研究者たちはこう訊き返していた。「ほんとうなのか？　食べ物にコカインやヘロインと同じように依存性があるだって？」。だが現在では多くの科学者が、食べ物は依存性がもっと強いと考えている。

糖類・穀粉依存症

2007年、ボルドー大学のセルジュ・H・アーメト博士らは、ラットにコカインを静脈注射して依存症にした。そのうえでラットにとっては未知のものを与えた。甘味料を加えた水である。ラットはすでに依存していたコカインの静脈注射と甘い水のどちらかを選ばされた。甘味料が糖類でもサッカリンでも結果は同じだった——ラットは甘い水のほうを選んだ。[5] マーク・ハイマン博士はこの研究に基づき、**糖類はコカインよりも依存性が8倍強いと推定した**。[6]

スクリプス研究所の実験によれば、齧歯類は甘みの強い餌を食べるためなら、電気を通した床に踏みこむのも辞さない。電流の強さを変え、ラットが餌を食べつづけるためにどれくらいまで進んで耐えるかを観察すれば、依存の強さを測定できる。[7] 甘い餌への依存は、コカインへの依存やヘロインへの依存にゆうに匹敵した。

もうひとつ注目すべき点として、実験者がこのとても美味な「食べ物」を取りあげ、通常の餌に変えると、ラットは飢えた。加工された満足感の高い食べ物以外は食べようとしなくなったのである。実験者が「サラダバー・オプション」と名づけた餌を、ラットは少しも食べようとしなかった。[8]

では、**依存性のある食べ物**はどうすればわかるのだろう。一部の有名な研究者は、依存性のある要素は**糖類、脂肪、塩**だとしている。[9] わたしはこの3つすべてに依存性があるとは思わない。まず、わたしの知るかぎり、**塩に依存性があるという証拠はない**。塩が食べ物を美味にし、そのためにカロリーの摂取が増えるのは確かだ。ある研究によると、塩でおいしく味付けされていると、食べる量は11パーセント増えるという。[10] しかし、**美味は依存と同じではない**。

脂肪はどうなのか。この研究はなかなかむずかしい。高脂肪の食べ物のほとんどは、糖類と穀粉の片方か両方を含んでいるからだ。しかし、2013年になってようやく見通しが開けた。3人の科学者が脂肪と糖類を対決させる独創的な実験をおこない、異なる割合でそれらを食べた人の脳で何が起こっているかを観察したのである。

研究者は機能的磁気共鳴画像法を用い、被験者がチョコレート・ミルクセーキをストローで飲んだときの、脳のさまざまな部位の活動を測定した。ミルクセーキ内の糖類と脂肪の割合は4パターンに分けられた。「高糖分・高脂肪」「高糖分・低脂肪」「低糖分・高脂肪」「低糖分・

低脂肪」の4つである。[11] **脳の報酬系に反応を引き起こしたのは、脂肪ではなく糖分だった。**わたしにとってこの研究は、**脂肪に依存性があるという可能性を否定するのに大いに役立った。**塩とちょうど同じで、脂肪も食べ物を美味にするから、カロリーの過剰摂取につながるのは確かだが、だからといって依存性があるということにはならない。

まだ納得しきれていないのなら、説明を変えてみよう。ブロッコリーにバターと塩を加えれば、おいしくなるからブロッコリーを食べる量は少し増えるだろう。しかし、バターと塩を加えたブロッコリーを出すドライブスルーを開業したところで、大繁盛するわけがない。

明確なデータを得るもうひとつの方法は、わたしが食事心理学の授業で学生たちに訊いているように、周囲にこう訊いてみることだ。「車に乗っているとき、寄り道をしてでも買うものは?」。答にあがるのは、ケーキ、カップケーキ、クッキー、キャンディー、アイスクリーム、ドーナツ、チョコレート、ピザ、チップス、パスタ、ベーグル、パン、クラッカー、パンケーキである。

ピザ、チョコレート、チップスは依存性の強い食べ物のトップスリーだ。[12] なぜピザにそれほどの依存性があるのか考えてみよう。ピザは生地、ソース、チーズからできている。ソースはおいしい。そしてチーズには少し依存性がある。チーズはカソモルフィンを含み、これは脳でオピオイドに似た反応を引き起こす。とはいえ、ブロッコリーにチーズとソースを加えたらどうなるだろう。おいしい副菜になるが、それのために吹雪の中を出かけたりはするまい。ピザの依存性反応を引き起こしているのは穀粉である。事実、依存性の強いトップスリーのうち2つは――ピザとチップスは――穀粉が主材料であることに注目していただきたい。

幸せで、スリムで、自由になりたいのなら、**どの食べ物に依存性があるかをはっきり知っておかなければならない**。依存していると、「1杯でも多すぎるのに1000杯でも足りない」ということになってしまうからだ。ほかの食べ物は適量なら問題ない。**糖類と穀粉さえ加えなければ努力が挫折することはないから**、脂肪と塩を日々の食事に適量組み入れてもかまわない。しかし、ここに糖類か穀粉を加えたら、一巻の終わりになる。

下方制御された生活

アメリカ有数の糖類専門家であるカリフォルニア大学サンフランシスコ校のロバート・ラスティグ博士は、定期的に過剰な刺激を3週間受けるだけで、依存症になって脳の受容体が減ると断言している。[13] いったん受容体が下方制御されると、いくつかのことが起こる。第一に、先に述べたように、**食べていない時間が憂うつに感じられる**。これが西洋型食生活と抑うつを結びつける要因のひとつだ。第二に、**味覚が実際に衰える**。[14] それだけでなく、いくつかの研究によれば、肥満した人の脳は痩せた人の脳よりも食べ物に対する期待がずっと大きいのに、食べたときに得られる快感は小さい[15]。言い換えると、もしあなたがダイエットをしていて、食事計画を無視して食べたらどれだけおいしいだろうと思いはじめていたら、あなたの脳はそれを食べたときの報酬を誇張している。実際に食べてもそんな報酬は得られない。つぎに食べる機会を渇望するだけである。

かつてのわたしもそんな生活を送っていた——夜遅くにスーパーの通路をうろつき、クッキー生地の材料やアイスクリームやチップスやパスタをあさった。家に帰ったら強迫観念に駆られたように食べ、訪れるはずのない感覚を——これで満足だという感覚を——待った。わたしは食べ尽くした。ボウルを、袋を、容器を平らげた——でもけっして満足しなかった。

糖類と穀粉を完全に断つまでは。

4 感受性スケール

さて、脳が減量を妨げる3つの仕組みはこれで理解できたはずだ。だれもがこの危険にさらされている。メールをチェックしたり言いたいことがあっても我慢したりするだけで前帯状皮質は疲れてしまうから、だれもが**意志力の切れ目**という足かせに縛られている。そして至るところで**糖類**と**穀粉**に出くわすので、だれもが**意志力の切れ目の犠牲**になる危険を四六時中かかえている。

これを踏まえると、つぎのような当然の疑問が湧く。「**なぜだれもが肥満にならないのか？**」。しごくまっとうな疑問だ。

そしてわたしは答を知っている。

かいつまんで言うと、だれもが等しく危険にさらされていても、影響されやすさ、つまり感受性は等しくないからだ。

説明しよう。多くの人は、依存症はその物質に関係があると考えている——ヘロインはもともと依存性があるから、ヘロインを長期にわたって摂取していたら、病みつきになるのは当たり前だというように。依存を耐性と離脱に基づいて定義するなら、それで正しいのかもしれない。しかし、10万人が何かの手術を受け、数週間ぶんのバイコディンを処方されたうえで退院したとしてみよう。この強力な麻薬性鎮痛薬をまったく服用しない人もいれば、離脱症状があっても楽にやめられる人もいるだろうし、完全に依存する人もいるはずだ。アルコールも依存性があって広く飲まれているが、だれもがアルコール依存症になるわけではない。煙草をたまにたしなむだけの人もいるし、必要なときしかカフェインを飲まない人もいる。要するに、こういうものをやってもやめられる人がいる。

しかし、**やめられない人もいる。**[1]

糖類と**穀粉**に関しては、人は食物依存症であるかないかのどちらかなのだと、わたしは長いこと思いちがいをしていた。確かに食物依存症の治療プログラムでは、食べ物に対して無力だと自覚することが最初のステップになる。だが、科学者の目でこの問題を見てみると、もっと白黒のあいまいな絵が浮かびあがってくる。人間の特性はベル型曲線を描きやすい。依存への感受性もこのパターンをたどるはずなのでは？　わたしにとって、これはつまらない知的好奇心などではなかった。自分が手助けしている人たちにこの考えを当てはめるほど、それが現実に即しているのが明らかになった。わたしほどの食物依存症でない人はたくさんいたし、そういう人はわたしが実行したような食物依存症のための12ステップのプログラムに参加しても、まだそこまでの状態ではないのだから、効果はなさそうだった。それでも、みなある程度は食べ物に依存していたのであり、決まって体重の問題をかかえ、通常のダイエットが自分には効果がないのを知っていた。こうした人が幸せで、スリムで、自由になるためには、自分の脳にどれだけの感受性があるかを理解してもらうのが先決だと、わたしは考えるようになった。

そこで作ったのが、感受性スケールだ。

感受性スケールは最低が1、最高が10で、**自分の脳が依存性のある食べ物の報酬価値に対してどれだけ強く反応するかを知る手がかりになる。**

この考えに取り組みはじめたころ、わたしのニュースレターの購読者は数百人いたので、定期的に感受性スケールについて書いた。反響があり、感受性をはかるクイズや手段はないかと訊かれた。そのような手段を編み出すのが、わたしの最優先事項のひとつになった。

こうしてわたしは感受性クイズを開発した。別名フード・フリーダム・クイズだ。問いは5つしかないが、**食べ物に関して問題のない人**と、**その依存性と戦っている人**を区別することに焦点を定めている。クイズは食習慣が最悪だった3カ月間の、食べ物との関係を分析するように作ってある。なぜか。もしあなたにむちゃ食いを繰り返していたような時期があるのなら、脳にその回路ができているからだ。その回路はいまは活動していなくても消えたわけではないので、あなたはそういう苦労をしたことがない人よりも、いつだって食べ物には用心しなければならない。

自分の点数が知りたくなっただろうか。問いは単純だが、点数をつけるのはかなり複雑なので、自動で計算するオンラインの感受性クイズを用意した。いますぐwww.FoodFreedomQuiz.comに飛んで、[2] 自分の感受性の点数を確かめていただきたい。戻ってきたら結果について説明しよう。さあどうぞ。ほんの2、3分で終わるはずだ。わたしは待っているから。

結果

1から3――低い感受性

わたしたちが進化の途中にあった大昔では、低い感受性はおそらく生き残るうえで有利に働かなかっただろうが、食べ物がありあまっている今日の環境では、幸運だと言っていい。いつ食べるのをやめるかについて、あなたの体は信頼できるシグナルを発してくれる。むしろ、点数が最低なら、食べ物のことを考えなさすぎるのがかえって問題になるかもしれない。多忙な日には食べるのを忘れてしまい、しかるべきときにしかるべき食事を忘れずにとるよう、生活を整えなければならないかもしれないからだ。

映画《ベンジャミン・バトン　数奇な人生》の公開に合わせて、ブラッド・ピットとケイト・ブランシェットがトーク番組の《オプラ・ウィンフリー・ショー》に出演したとき、ファンに料理人がいて、ふたりの好物を作ると申し出た。それでいちばん好きな食べ物は何かと尋ねたのだが、ふたりの映画スターは答に詰まっていた。気まずい時間が流れたあと、ようやくケイト・ブランシェットが絞り出したのは「ライスはわりとおいしいわね」という答だった。ブラッド・ピットも「ああ、食べ物にはあまり興味がないんだ」と調子を合わせた。わたしは仰天した。まさかいちばん好きな食べ物を知らないのか？　自分の経験とはあまりにもかけ離れている。するとオプラが観客のほうに身を乗り出し、こう言った。「みなさんはどうだか知らないけれど、わたしならおふたりが言った台詞は絶対に言わないわね！」。爆笑が起こり、張り詰めた空気も和らいだ。けれども、感受性の点数が低い人にとって、食べ物との関係はこんなものである。食べ物は単なるエネルギー源であり、特に興味を引かれるものではないか、すぐに消えて忘れ去られるいっときの快感を与えるものにすぎない。

それなら、点数が1点から3点までの人に、**本当に痩せる食事法**は役に立つのだろうか。大丈夫、役に立つ。

わたしのブートキャンプにオンラインで参加した人に、ダーリーン・サエヴァという熱心なランナーがいる。ダーリーンはトレーニングを欠かさず、大人になってから28回もマラソンを走っていた。だが2013年、首の上部に重傷を負い、走るのをやめざるをえなくなった。食べるものには日ごろから注意していたにもかかわらず、体重が1年で12キログラム以上増えた。すさまじく太ったというほどではなかったが、本人は悩んだ。ダーリーンは栄養学に詳しく、いくつものダイエットを試したが、何をどのように食べるべきかはどれも充分に教えてくれなかったので、太ったままだった。やがて私が主催する**本当に痩せる食事法**ブートキャンプのことを知り、登録した。そしてよぶんな12キログラムをあっという間に落とすと、目標体重に達して幸せに暮らし、現在も**本当に痩せる食事法**をつづけている。感受性の点数はわずか2点だったのに、**本当に痩せる食事法**のシステムと、食事に関する明確な指示を大いに気に入っているそうだ。計画にしたがっていれば、目標体重を楽に保てるとダーリーンはわかっている。計画からはずれると、一時的に何キログラムか体重は増える。だが点数が低く、食べ物にあまり執着していないので、計画を守るのはきわめてたやすい。だからダーリーンは**本当に痩せる食事法**が大好きだし、体重の問題が解決できて喜んでいる。

意外な話だが、太りすぎや肥満なのに感受性の点数が低い人は多い。**遅いか人並み止まりの新陳代謝と、早く安くおいしく食べられる手近なものを何も考えずに食べる習慣が組み合わさると、依存するかどうかはともかく、体重は増えやすい。**この体重を落とすことが最大の課題になっている人になら、**本当に痩せる食事法**は救いの手を差し伸べられる。ほかにも、とにかくベストコンディションになりたくて、感受性の点数が低いのに**本当に痩せる食事法**を見つけ出す人がいる。健康にいいものを食べ、インスリンのシステムのバランスがとれた体を作り、人生でいろいろなことに挑戦できる安定したエネルギー源を確保するのが目的だ。点数が最も低い人にとり、**本当に痩せる食事法**は選択肢のひとつであって、必要不可欠なわけではない。

4から7——中程度の感受性

感受性が中程度の人は、食べ物に関していくらかは問題をかかえていると自覚しているだろう。問題の深刻度は、太っているかどうか、健康状態が悪いかどうかで決まってくるはずだ。いずれにせよ、渇望はそれなりに経験している。今日ではとても美味な食べ物があり、ほぼいつでもそれが手にはいるので、中程度の人たちは**まちがったものを食べすぎるだけで太る危険にさらされている**——あるいは、健康によさそうなものを食べすぎるだけで！　最近わたしのブートキャンプに参加した人に、菜食中心で健康にとても気を配っている女性がいた。だが、ブートキャンプに参加する前は穀粉を食べすぎていて、結果としてすわりどおしになり、気がふさぎ、挫折感をいだいていた——自分のしていることは何もかも「正しい」と思いこんでいたせいで。現在、この女性は何年も悩みの種だった20キログラム弱をとうとう落とし、元気いっぱいだ。**本当に痩せる食事法**のブートキャンプに参加する人のおよそ24パーセントが中程度の感受性だが、めざましい結果を出す人が多い。体調を整えて健康になりたいにもかかわらず、渇望やどうしても増えてしまう体重ややめられない過食に悩んでいるのなら、幸せで、スリムで、自由になることは大きな救済になる。

わたしの母も感受性が中程度だ。母もブートキャンプをやり遂げ、**本当に痩せる食事法**を実行している。母と食べ物との関係は自分のそれと同じくらいよく知っている。母は**明確な一線**から逸脱しても、わたしほどの地獄は見ない。ずっとたやすく軌道修正できる。だがやがて母は、どれだけ自分が自由を感じるかと、どれだけ**明確な一線**に忠実だったかに強い相関関係があることに気づいた。母が**明確な一線**を歓迎したのは、それが食べ物に対する心の迷いから完全に解放してくれるからであり、食べ物と上手に付き合いたいからである。あとはいうまでもなく、楽に適正サイズの体形を維持したいからだ。

8から10――高い感受性

感受性が高い人は、何十年とはいかなくても何年も前から、食事や体重と悪戦苦闘していることだろう。ほかの人なら食べるのをやめるように指示してくれるシグナルがうまく働かず、まったく働いていない可能性もある。こういう人は本棚に料理本をずらりと並べた「グルメ」

の場合もあるし、とにかく何かを食べられればよく、朝はコーヒーと1個の（あるいは3個の）ドーナツのことばかり考えている人の場合もある。

人生で何度もあるが、本件はちがう。

感受性スケールで、わたしは10点満点中の10点だ。「10点満点の10点」がすばらしい場面は人生で何度もあるが、本件はちがう。映画《スパイナル・タップ》に音量の目盛りが10ではなく11まであるアンプが出てくるが、たぶんわたしもゆうに11点にまで達している。

何が言いたいのかというと、わたしは数も数えられない。「フリーデイ」どころか「フリーアワー」すら持てない（炭水化物依存症ダイエットではそういう日を設けるが）。日曜日にピザをひと切れ食べて、月曜日にはサラダに戻るなど、わたしには無理だ。そしてもしピザをひと切れ食べてしまったら、もっとほしくなる。クッキーやチップスやアイスクリームもあさり、全部腹に詰めこんでしまう。かつてのわたしは、何かの食べ物への渇望を満たすためなら、1日の予定をまるごと変更してでも、車を出して町の反対側まで買いにいった。限界を超えて食べることはしょっちゅうだった。そしてこういう行為のために苦しんだ。大いに。食べ物のことが頭から離れず、食べ物を上手に選んで体重を管理しようといやになるほど試みた。何かの計画や方法が効果をあげているように思える時期もあったが、そんな時期はけっして長つづきせず、やがてまた悪戦苦闘がはじまった。要するに、わたしの脳はどんなダイエットを試しても失敗するように回路ができている。効果があったのは**本当に痩せる食事法**だけだった。

単純な真実を伝えておこう。**節制に基づく計画は、感受性の点数が高い人たちには絶対に効果がない。**

ダイエットや健康促進プログラムの考案者について、ひとこと言っておきたい。彼らは概して、感受性の点数が低いか中程度である。依存性のある食べ物にさほど影響されないので、体重の問題をダイエットや運動で「解決」できる（そもそも体重の問題をかかえていないときもある）。それなのに自分の成功談を本にしたり、プログラムを売ったりして、万人に効果のある解決策であるかのように言う。けれども、わたしと同じくらい感受性の点数が高い人なら、効果がないのはわかるはずだ。すべて試し、効果はなかったのだから。

本当に痩せる食事法を実行するかどうかは別として、みなさんにお願いしたいのは、ダイエットや運動プログラムの賢明な消費者になることだ。新しいプログラムを示されたら、こう自問していただきたい。「このプログラムの考案者は感受性が何点なのだろう」と。そして本人の体験談の中に答の手がかりを探してみよう。感受性の点数が自分より低そうな人のために作られたプログラムだったら、その商品化された解決法は、あなたの脳の回路に太刀打ちできないだろう。

痩せているのに高く、太っているのに低い

痩せていれば感受性の点数が低く、太っていれば点数は高いはずだと思いこまないでいただきたい。確かに感受性と体重は相関しているが、その相関性はあなたが思っているほど高くない。

食事心理学の授業で、よくわたしは黒板に大きな円を描き、学生たちにこう言った。「この円はあなたたちの行動や関心や生活を表しています――つまり、あらゆる考え、行為、重要な事柄の合計ということ」。そしてこう尋ねる。「何を食べて何を食べていないか、運動をしたかしていないか、食事計画を守っているかいないかといった考えが、どれくらいの割合を占めているかしら」。どの学期でも、羞恥と恐怖がにじむ小声で「95パーセントです」と答える痩せた学生がいたものだ。

これはどんな結果を招くのか。こういう学生は20年後にわたしのブートキャンプに参加し、「何が起こっているかわからないんです。ずっと痩せていたのに」と言うはずだ。そう、かつては痩せていた。すわりどおしの職に就いたり、スポーツをやめたり、妊娠したり、閉経したりするまでは。アメリカの成人は平均して、ホリデイシーズンのたびに2キロ強ずつ太り[3]、それが落ちることはない。積み重なっていくだけだ。

痩せているのに感受性の点数が高く、対策をまったく講じない人は、いずれ体重問題にぶつかるだろう。いや、ぶつからないかもしれない。制限し、むちゃ食いし、吐き、やみくもに運動し、下剤を使いまくり、カロリーを計算し、食べ物のひと口や体重の1キログラムに取り憑かれながら、痩せた人として人生を送るかもしれない。理不尽でだれも理解してくれそうにない問題に人知れず苦しむ1日ごとに、生活の質は低下していく。立ち向かいはしても、理論武装ができていないのである。

これと対極に位置するのが、太っているのに感受性の点数が低い人たちだ。重要なことを言っておこう。忘れがちだが、**依存性物質は、依存していない人に対しても報酬特徴を高める。**要するに、**糖類と穀粉はおいしいし快感を得られる。**どんな脳もほとばしるドーパミンが大好きだから、下方制御が起こっていなくても、糖類と穀粉はたやすく食べすぎに陥らせる。こうして現代社会では、**感受性の点数が低いか中程度の人でも、簡単に太ってしまう。**もっぱら穀粉と糖類からできている食べ物はどこにでもあるし、手に入れやすく、わたしたちの口の中に飛びこみたがっている。じきにインスリンの基準値はあがり、レプチンの働きが妨害される。脳はわたしたちが飢えていると思いこみ、わたしたちは意図せずして食べまくる。現代の生活では、これがありふれた自然な状態になっている。

現在までに35万人以上がこの感受性のオンラインクイズを受けているが、これがけっして人口全体の代表サンプルではないことには留意しなければならない。ある調査によれば、大まかに言って、3分の1が低い感受性、3分の1が中程度の感受性、3分の1が高い感受性という分布になっている。およそ18パーセントは感受性が非常に高く（9点から10点）、これは人口のおよそ19パーセントが食物依存症だとするイェール大学の研究と重なる。[4] このデータはとても興味深い。ラットの依存への感受性を調べたデータとそっくりだからだ。ラットの3分の1は依存への感受性が高く、3分の1は感受性が中程度で、3分の1は感受性がまったくない。[5] 感受性がない3分の1はコカインの静脈注射にもたいして執着しない。注射されなくなっても、もっとほしがってうろついたりしない。その行動はまるでこんなふうに思っているかのようだ。「まあいいさ、気持ちよかったけど、なくたってかまわない」。ブラッド・ピットとケイト・ブランシェットの齧歯類版といったところか。

目標追跡型と合図追跡型

ラットの3分の1が依存しやすく、3分の1が依存しやすくないという事実を科学者がどのようにして突き止めたのか、ここで少し掘りさげておきたい。この研究は、なぜはじめから依存しやすい人がいるのかという問題に光を当ててくれる。わたしたちの環境で、いったい何がそのような弱さを引きだすのだろうか。これは重要な問いであり、非常に有益な答を与えてくれる。

２００６年、ミシガン大学分子・行動神経科学研究所のシェリー・フラーゲルが、ラットを用いて示唆に富む実験をおこなった。[6] フラーゲルらは、単純な引きこみ式のレバーと餌の皿を備えた通常のケージにラットを入れた。レバーは不規則な間隔で飛び出し、８秒間だけそのままでいる。８秒が過ぎると、レバーは引っこみ、粒状の餌が皿に注がれる。ラットたちはレバーが出ることと餌が出ることをすみやかに関連づけた。ラットも人間も食べ物が近いことを教える合図をすぐに見分けるので、これはたやすいことだ——ベーコンのにおいとか、夕食の皿が食卓に置かれる音とか、ガスレンジの上で料理が仕上げにはいっている様子とかの合図だ。それらはわたしたちの五感に訴え、よだれを出させる。

実験者たちを驚愕させたのは、つぎに起こったことだった。レバーが飛び出すと、何匹かのラットはすぐさま皿のほうへ走って食べ物が出てくるのを待った。これらは「目標追跡型」のラットであり、予想どおりの行動だった。目標、つまり食べ物に引き寄せられていた。しかし、ほかの数多くのラットは、レバーのほうへ走ったのである！　生命を維持する食べ物のほうへではなく。ラットたちはレバーに惹かれた。直接の利益は何も与えてくれない、冷たい金属のレバーに。それに鼻をすり寄せ、においを嗅ぎ、まわりを駆けめぐった。食べ物でも飲み物でもないのに、ラットたちの脳はレバーを追跡することに順応した――そしてレバーを見たらドーパミンを放出した。ラットたちの生活はたちまちレバー中心になった。研究者はこのラットたちを「合図追跡型」と呼んだ。**食べ物に関連した合図に引きつけられたからである。**

どんな意味があるのか――食べること、合図、感情

あなたはこう思うかもしれない。「そんなことを言ったって、うちのキッチンは料理をする前にレバーが飛び出したりしない。これが自分とどう関係があるんだ？」と。この社会で、もしあなたが食べ物という報酬を予告する合図に強く引きつけられる人間なら、生活はこんな感じになるだろう……。

ショッピングモールを歩いていたあなたは、不意に通路の先に足が向く。理由はわからない。視界の隅で菓子パン屋の〈シナボン〉の看板をとらえたのに、意識していないからだ。だが確かに見ている。脳は報酬を予告する合図に気づく。あるいは、教師であるあなたは、ラウンジの中を歩いていて、窓越しにピンク色の箱を見かける。自覚しないうちに、あなたはそこにいた同僚に話しかけると「決める」。そしてもちろん、箱にはいったドーナツを1つ分けてもら

う。2つかもしれない。ハイウェイには報酬の合図が延々と連なっている。金のアーチ、紫のベル、巨大なアイスクリームコーン。わたしたちは目に見える報酬の合図にこれでもかとばかりにさらされている。

　しかし、合図は目に見えるものばかりとはかぎらない。時間も強力な合図になる。帰宅途中にいつも〈スターバックス〉に寄って眠気覚ましの1杯を買っているのなら、あなたはその時間になるとカフェインがほしくなってくる。あるいは、ようやく子供を寝かしつけたあとは、ソファーにすわって報酬を得る時間になる。こういったことはとてもありふれていて、**意志力の切れ目と密接な関係がある**――その時間に至るまでにどれほど意志力を消耗するか、考えてみるといい。

　実のところ、意志力の切れ目はすべてにかかわっている。95パーセントの時間は用心していたとしても、1日を送るうちに前帯状皮質が疲れ、こうした合図の力に対してあなたを無防備にしてしまう時間がある。金曜日の夜だから、お気に入りの番組が放送しているから、休暇中だから、読書中だからという理由であなたは食べてしまう。これらはあなたにとって、単なる習慣ではない――**過去に食べることと関連づけた行為は重力めいたものとなって、**あなたをとらえ、その軌道から逃れられなくしてしまう。

感情もまた、非常に強力な合図だ。**退屈、怒り、うれしさ、恐怖、不安、悲嘆、孤独、不満、**

幸福、悲しみなどの感情に動かされて食べるのは、今日では考えなしに食べる行為としてありふれている。あろうことか、わたしたちはそういうときに食べるものを「元気の出る食べ物」と呼んでいる！　そしてこうした合図は早いうちからはじまる。

数年前、わたしは当時2歳の娘を連れて、車でナイアガラの滝を見物にいった。**本当に痩せる食事法**を実行している友人がいっしょだった。楽しい冒険だったが、車に戻って家に帰る段になって、娘がチャイルドシートに固定されるのをいやがった。背中を弓なりに反らし、シートを押して泣き叫んだ――それくらいの歳だとよくあるふるまいだ。哀れな友人は騒動をしばらく眺めていたが、やがてクーラーボックスの中を掻きまわしはじめた。そして娘用のクラッカーとレーズンが詰まったビニール袋をわたしに差し出した。

わたしはビニール袋を床にほうり投げ、チャイルドシートのベルトを留めた。運転席に乗りこんで車を出すとき、深く息を吸い、別の種類の食べ物を提供しようと決めた――思考の糧を。わたしはなるべくやさしく友人に言った。「自分のしたことがわかる？　マーヤはお腹がすいていたわけではないの。チャイルドシートに固定されることに怒っていたのよ。あなたは食べ物をあげようとした。でもそれはマーヤの怒りとはなんの関係もない。そんなことを始終していたら、負の感情は食べる合図だと子供に教えるようなものよ」。

友人はひどく驚き、帰りの車中で、自分は子供のころに母親からまさしくそういうことをされていたと語った。**不快な感情とドーパミン放出弁の開放が子供のころに回路として組みこまれてしまったら**、いずれ感情は食べ物という報酬を予告する合図になる。子供が泣いているときに「ブロッコリーでも食べる？」などと言う親はいない。与えるのはたいていクッキーやクラッカーなど、糖類や穀粉から作られたお菓子だ。

感情に動かされて食べることはよく話題になる。こうした見方にしたがえば、感情が合図になるというのは事実にほかならない。合図追跡型のわたしたちには、食べ物に引きつけられる合図がいくつもあり、感情はたいていそのどこかに混ざりこんでいる。わたしのブートキャンプをはじめる人はよくこう言う。「この感情を静めたいのです。そうすればもう食べすぎないでしょうから」。**合図に基づいて行動する習性をやめさせるシステムが必要**なだけだとわたしは答えている。

このことについて最後にひとつだけ述べておこう。もしあなたが目標追跡型で、食べ物は報酬になるがそれを予告する合図は報酬にならない場合、食べすぎをやめるのは至って簡単だ。暴飲暴食を避けるだけでいい。しかし、もしあなたが合図追跡型で、食べ物という報酬を予告するさまざまな合図に強く引きつけられるのなら、食べ物への依存を断つのは話がまったくちがってくる。あなたの生活全体が食べる合図の連続で、その力は目に見えないし信じられないほど強く、逃れるのは不可能に近いほどだ。ただし、まさにこの問題を解決するために作られた食事法を用いれば、不可能ではなくなる。

生まれか育ちか

合図追跡型と目標追跡型についての解説を終える前に、あなたの頭に付きまとっているかもしれないひとつの疑問を取りあげておきたい。**依存への感受性は遺伝によるのだろうか、それとも環境によるのだろうか。**科学者たちの研究によれば、少なくともラットでは、遺伝性がかなり強いことが明らかになっている。合図追跡型のラットを純血の合図追跡型のラットと交尾させると、生まれた子もほぼ決まって合図追跡型になる。目標追跡型のラットを純血の目標追跡型のラットと交尾させると、やはり生まれた子もほぼ決まって目標追跡型になる。[7]依存は遺伝子に刻みこまれているのである。

もっとも、研究者たちはこういう独創的な実験もおこなっている。依存しにくい目標追跡型のラットを二匹選んで交尾させ、目標追跡型の子を産ませる。そして子の何匹かを引き離し、孤立状態で育てる。これはラットにとってはストレスであり、人間の子供が心的外傷を受けるのと似ている。このラットの子たちの多くは依存しやすくなった。[8]ほかにも、食べ物という報酬を確実には与えないことでストレスを与えたラットも、目標追跡型だったのが合図追跡型になりうると示した研究がある。[9]

要するに、一定のストレスを与えれば、遺伝的には依存しにくいラットも、依存しやすいラットになりうる。これはいつも起こるわけではないが、たびたび起こる。

みなさんがどうかはわからないが、わたしははじめてこの事実を知ったとき、心を乱された。なぜ依存症になりやすい人がいるのか、なぜベル型曲線の端に行きたくもないのに行ってしまう人がいるのかという疑問の多くに答を与えるものだったからだ。またこの事実のために、依存症研究の最前線でも多くの疑問が提示されることとなった。たとえば、戦争を経験した軍人の非常に多くが、なぜ退役後に依存症になるのかといった疑問だ。

生まれか育ちかというのは興味深いテーマだが、なぜ自分の感受性が高いのか、食事の問題がいつはじまったのかといったことを考えるのにかまけているのは、定評のある行動プログラムに取り組んで問題を解決しようとしないかぎりは、自己満足に等しい。そしてそういう行動プログラムを成功させるうえで最大の障害になるのは、奇妙な話だが、食品を製造している大企業でもなければ、義母の作った焼きたてのクッキーでもない。

あなたである。

とはいえ、あなたのすべてではなく、あなたの一部だけが障害になる。その一部のことを、わたしは**サボター**（サボタージュをおこなう者）と呼んでいる。このサボターを出し抜くためには、衝動が脳内で生まれる仕組みを理解しなければならない。つぎはこれを論じよう。

5 サボター

これまで、典型的な西洋型食生活がいかにして脳を乗っ取り、その回路を作り替えてしまうかを論じてきた。だが、そんな状態で日々の生活を送っているとき、頭の中にはどんな声が響いているだろう。過去に減量を試みた人の多くは、別の意図を持った2つの人格がいるように感じたことがあるはずだ。一方には、痩せてそれを維持したいと願い、今度こそ行動を管理して成功させようと固く決意している自分がいる。他方には、こう頭の中でささやく自分がいる。「ちょっと味見をするだけさ……がんばったんだから……これくらいかまいやしない……さあ、だれも見ていないから……あしたからまたはじめればいい」。**本当に痩せる食事法**では、この声をサボターと呼んでいる。それは自分の一部でありながら、最善の計画と意図を台無しにしようとする。

サボターはどこから来るのだろう。どうしてこんなふうにわたしたちを弱らせようとするのだろう。本章では、それを突き止めよう。

意識とは何か

もう何年も前になるが、ロチェスター大学の博士課程に在籍していたとき、わたしは光栄にもマイケル・ガザニガ博士と話す機会を得た。この当代きっての神経科学者が医学部で講演したあとのことだ。博士は何十年にもわたる脳神経科学の研究から導かれたきわめて興味深い知見を話してくれた。生物学的に言って、意識はひとつの部位から生まれるのではないという知見である。ある範囲の機能を司っている脳の部位のそれぞれが、その機能はどんな感じかという意識を生んでいる。つまり、運動皮質は手を掲げさせるだけではなく、手を掲げるとどんな感じかという意識も生んでいる。嗅覚皮質はにおいを嗅ぐのを助けるだけでなく、それがどんな感じかという意識も生んでいる。

ひとことで言うなら、**脳の部位の多くがわたしたちに「話しかけている」**。重要なのは、心理面でなんら問題のない至って健康な人でも、脳の部位はそれぞれの興味や意図を主張するということだ。わたしたちはしばしばこれを「考える」ととらえている。靴擦れができれば、足から脳にシグナルが行き、それは頭の中でこんな声になる。「うう、すごく痛いぞ。歩くのをやめないと」。わたしたちはかかとからのその要求を考慮するが、応じないときもたびたびある。それでこうかかとに言う。「痛いのはわかるけれど、いまは立ち止まれないから、がんばってくれ」。

しかし、意識が脳でどう割り当てられているかを理解しておかないと、脳の部位同士で会話があったときに、こうした考えの出どころを誤解する恐れがある。メッセージがすべてひとつの統合された「自分」から出てきたように思ってしまう。「自分はダイエット中だ」。「パーティーなのだから何か飲みたい」。「ダイエット中だから飲んだらだめだ」。「飲まないと変な目で見られる」。「仕方がない、飲もう」。しかし、減量の努力を台無しにしてしまうのに飲むよう指示するこのメッセージは、痛いとかかとが訴えるのと同じで、「自分」から発せられているのではない。

本章であなたに教えたいのは、**サボターの声を認識し、それに言い返せるようになること**だ。靴擦れができても歩きとおすとか、頭痛がしても教壇に立つとか、トイレに行きたくても渋滞だから我慢するとかといった具合に、わたしたちは体の声にしょっちゅう言い返している。脳の働きを理解しさえすれば、食事制限も同じようにできるようになる。

実験

脳幹についてはすでに少し触れた。「満腹になったからそろそろ活動しよう」というシグナルを出すホルモンであるレプチンの働きが、ここで妨害されていると述べた。かいつまんで言うと、脳幹は脳の最も原始的な部位だ。瞳孔の縮小と拡大、尿の生成、酸素の取りこみといった、基本中の基本である機能を司っている。睡眠時無呼吸症候群の人は、眠っていても呼吸できるのは脳幹のおかげだと知っていることだろう。生き延びようとする原始的な欲求はここから生じている。

脳幹もまた、声をささやく。

その声を体験していただきたい。

だからちょっとした実験をしてみよう。いまこの場で。あなたにやっていただきたいのは、息を2分間止めると決めることだ。さあ決めて。本気で。息を2分間止められたら、人生の望みはすべてかなうと考えよう。力を抜いて、準備して、タイマーをセットしたら……はじめ。

息を止めているあいだ、注意すべきは頭の中の声だ。1分も過ぎないうちにそれは「よし、やるぞ」から「こんなことはばかげている」に変わり、さらには「もうどうでもいい」にまでたぶん変わっている。

やがてあなたは息をすると「決めた」はずだ。息を吸っても別にかまわないと判断し、苦しさに耐えかねて頭の中の声が「いいからやれ。息を吸え」と言ったことだろう。

大事なのは、あなたがそうしたのではないという点だ。決めたのはあなたではない。脳幹である。だが脳幹は、あなた自身の声であなたを納得させることによって、その望みをかなえる。意識は脳の統一された現象ではない。脳の異なる部位がそれぞれの意識を作り出しているのに、わたしたちにはそれがすべて「自分」の声に聞こえる。内面の葛藤はここから生じる。脳の非常に原始的な部位でさえも、行動を指示する必要に駆られたら、わたしたちの心にわたしたちの声で語りかける。わたしたちに言い聞かせ、説き伏せる。**自分の行動は自分で選んで決めていると考えがちだが、それは思いこみだ。**息を吸うと自分で決めたように思っても、それは脳が酸素を要求したからである。実際のところ、あなたにたいした発言権はなかった。

解釈する左脳

ここで注目したいのは、息を止めると誓ったのに吸ったあと、脳で何が起こっているかだ。1967年、ロジャー・スペリー博士と前述のマイケル・ガザニガは――ガザニガは当時、パサデナのカリフォルニア工科大学の博士課程に在籍中で、スペリーの指導を受けていた――《サイエンティフィック・アメリカン》誌に、「人間の分離脳」と題した画期的な研究論文を発表した。[1] この研究で被験者となったのは、重いてんかんを治療するための手術を受けた4人の男性だった。手術では、脳梁（のうりょう）と呼ばれる神経繊維の束が切断された。脳梁は脳の左半球と右半球をつなぎ、シグナルを伝えている。

スペリーとガザニガが研究に取り組んだ時点で、この実験的な手術を受けた患者は10人いたが、研究に協力したのは4人だけだった。手術後、患者のてんかんの症状は大きく改善されていた。しかし、脳の左半分と右半分はやりとりができなくなった。スペリーとガザニガはその影響を明らかにしようとした。

左脳が言語や分析能力を司っていること、右脳が視覚的パターンの認識にかかわっていることは、すでに突き止められていた。脳と体の左右が入れ替わっていることも——左脳が右半身をコントロールし、右脳が左半身をコントロールしていることも——わかっていた。これは「交叉支配」と呼ばれる。目にもこれは当てはまる。したがって、脳梁が切断されてしまうと、

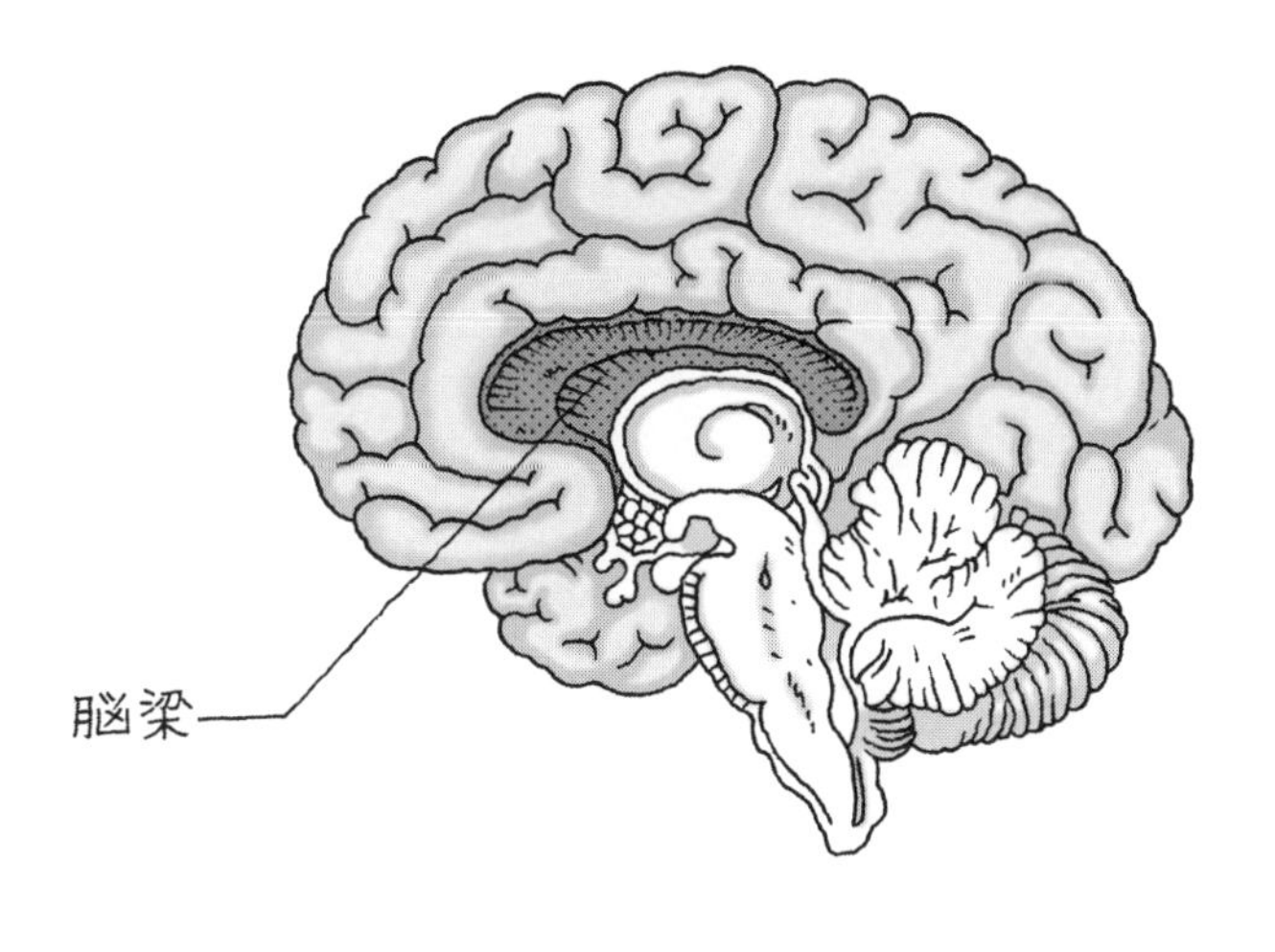

右視野だけに絵を示された場合、左脳だけがそれを見ることになる。逆も同じだ。興味をそそられた？　まだまだこれからだ。

１０５ページの絵の人物は右視野でニワトリの足を見て、左脳でその情報を処理している。同時に、左視野で雪に覆われた家を見て、右脳でその情報を処理している。被験者が指示されたのは、自分の見たものと関連したカードをテーブルの上から選ぶという単純な作業だった。

どうなっただろうか。右脳は雪景色を見ているので、雪かき用のシャベルの絵を選ぶよう左手に指示する。同時に、左脳はニワトリの足を見ているので、ニワトリの絵を選ぶよう右手に指示する。被験者は左右の手に持った2枚のカードに視線を走らせるが、このとき左右の脳は別々にカードを見て、別々に情報を処理している。

ここで実験者が、なぜそのカードを選んだのか説明するよう指示する。

言語は左脳が司っている。左脳はニワトリの足を見たが、雪景色は見ていない。しかし、左手がシャベルを選んだのは見える。だから被験者はつぎのように答えるのが当然だったし、実験者もそう予想していた。「ニワトリの足を見たからニワトリを選ぶのは当たり前だが、どうして雪かき用のシャベルまで選んでしまったのかは見当もつかない。わけがわからない」。

しかし、被験者はそんなことは言わなかった。代わりにこう言った。「ニワトリの足はニワ

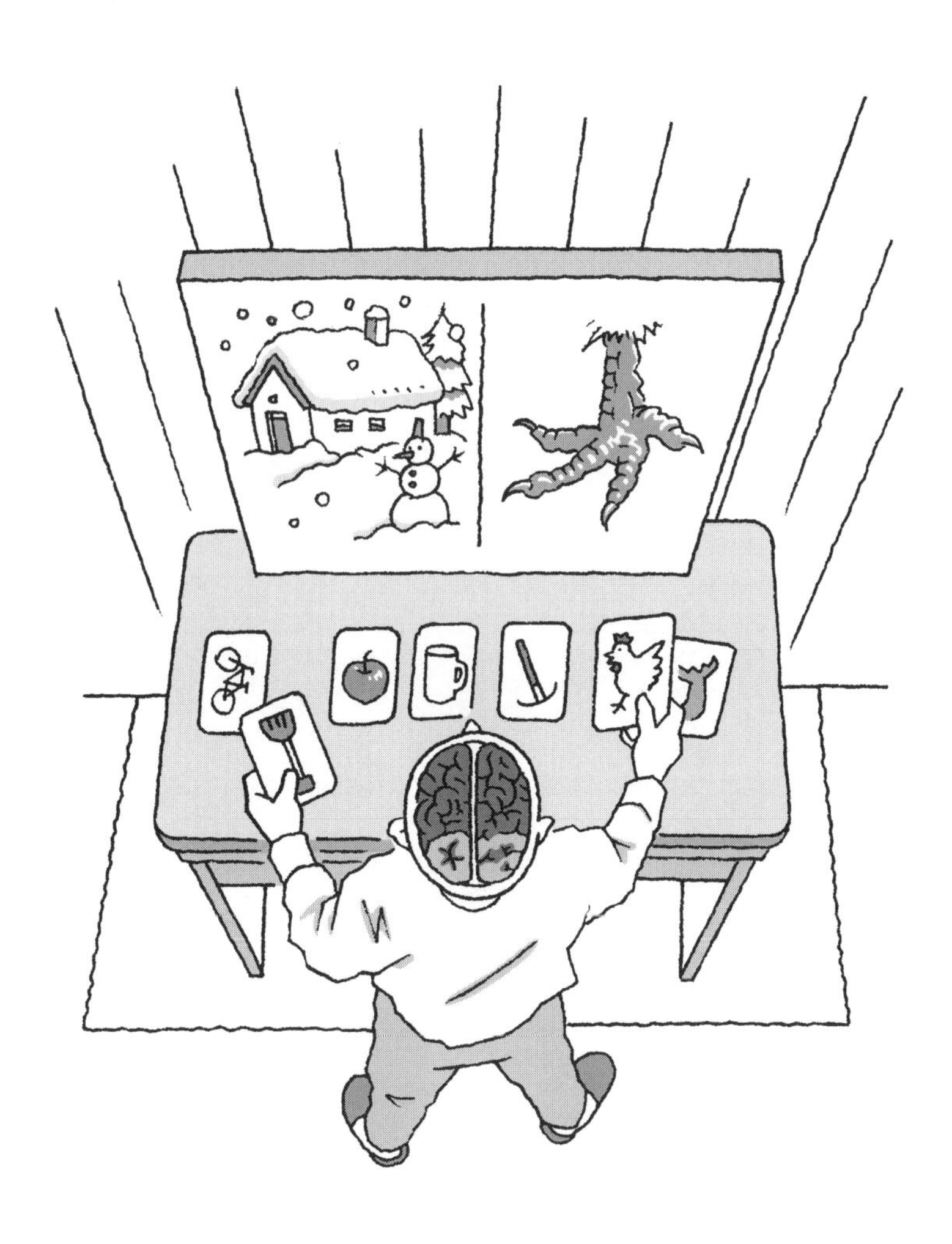

トリと対になっている。そしてニワトリ小屋を掃除するにはシャベルが要る」[2]。

実験者は訊く。「ほんとうに？　シャベルを選んだのはそれが理由なのですか」。左脳は答える。「そうです」。

実験者はさらに訊く。「カードを選んだとき、そう考えたのを覚えていますか」。

左脳は答える。「覚えています。ええ、そう考えたのを覚えています」。

むろん、これはナンセンスだ。被験者の左脳はそんなふうに考えなかった。実験者の質問に答えたほうの脳は、シャベルを選んだ半球ではない。しかし、真に不可解なのは、**被験者が自分に嘘をついているのを自覚していない**ことだ。何度試しても、4人が4人とも、自分の選択を説明するために、まったく自覚なしに作り話をした。自分の言動がおかしいことにすら気づいていなかった。みずからの話を完全に信じきっていた。

明らかになったのは、左脳の仕事は自分の選択に意味づけをおこなうことであり、なんらかの説明をひねり出すということだ——どれだけおかしな言動だろうと、どれだけ強引なこじつけをすることになろうと。このために脳の左半球は「解釈する左脳」として知られることになった[3]。そして脳梁が切断されていない人でも、左脳はまったく同じように働く。

この意味はきわめて重要だ。

少し時間をかけて、点と点を結んでみよう。

これまで論じたように、脳幹と側坐核は強力な動機を作り出す。レプチンの働きが妨害されると、脳幹は「食べろ！」というメッセージを送りつける。ドーパミンが下方制御されていると、側坐核は「もっと！」と要求する。わたしたち自身の声で。

そこに解釈する左脳が登場し、わたしたちの行動を正当化する。

わたしたちが日々の生活を送り、年に3、4回は減量を試みて失敗したり、自分の目標や誓いや何より望む未来と完全に矛盾する選択をしたりしているあいだ、左脳はつぎからつぎへとそのもっともらしい理由をでっちあげている。カップケーキを食べるのは長い1日だったから、誕生日パーティーだから、自分へのご褒美だからといった具合に。どうせひと月後にはクルーズ旅行で羽目をはずすつもりなのに、なぜいまダイエットをはじめなければならない？

解釈する左脳はこんなふうに話をこしらえ、脳のほかの部位からの要求に基づく行動に理由を与える。どこからの要求なのかわからなければ、わたしたちには拒みようがない。

減量できないのも不思議ではない。

サボターと自己認識理論

問題はさらに根深い。現代の「食べ物」と食習慣がわたしたちの脳を乗っ取ったことによる最も有害な副産物に、わたしたちの自己認識への——最も深いレベルで自分自身をどう判断するかへの——影響があげられる。

コーネル大学のダリル・ベム博士がはじめて自己認識理論を提唱したのは1972年のことである。[4] 当時は急進的な理論だった。この理論によると、わたしたちはみずからの行動を観察することによって、自分がどういう人間であるかを知る。それまでの科学界は、自己認識が行動をうながすと考えていた。いまでも大半の人は、自分が本来どういう人間であるかを知っていて、その認識に一致した行動を——みずからの信条、価値観、態度、政治的傾向などに一致した行動を——とると思っている。

ベム博士はこれに異を唱え、わたしたちは他人を評価するときとまったく同じように自分を評価すると——つまり行動に基づいて評価すると——示した。そこにちがいはない。友人がいつも遅刻するのなら、あなたはその友人が時間を守れないだけでなく、礼を失した人間だと判断することだろう。あなたは同じことを自分にもしている。

感受性の点数が高く、食生活を変えようと毎年のように決意しては、脳幹と側坐核にその決意を乗っ取られている人にとって、これは実に不穏な意味をはらんでいる。そういう人はもう食べないと自分に誓ったものを食べたり、ひとつしか食べないと宣言したものを2つも3つも食べたりしている。何度も繰り返して。

そこから恐ろしい結果がもたらされる。これは食べてもかまわないがあれは食べないという目標を設定しても、まのあたりにするのはすぐにそれに背くと「決める」自分であり、みずからに嘘をつき、みずからの行動を正当化し、みずからの高尚な意図を裏切る自分である。やがては自分を好きでなくなり、大事にせず、ときには憎むようになってしまう。誤った脳の回路はわたしたちに食べるよう要求し、わたしたちを言いくるめてみずからそう選んだように錯覚させ、挙げ句の果てには、約束を守れない自分には抜きがたい心理的問題があるのだと思いこませる。

心理学者の中には、「何を食べているかが問題なのではなく、何に悩まされているかが問題なのだ」と言う人もいる。わたしに言わせるなら逆だ。自分をもっと愛したり自己受容にいそしんだりしたところで、目標体重にはけっしてたどりつけない。根本的な問題はそこにはない。

別の言い方をしてみよう。あなたは自分が他人に親切だと思っているだろうか。多くのことを達成したと思っているだろうか。いろいろな場面で自制できると思っているだろうか。答に詰まるのなら、それが現実だ。自分を愛するのはかまわない。問題は何に悩まされているかではない。何を食べているかだ。

第2部

本当に痩せる食事法

注意――もしあなたがこの本を買ったばかりで、早く「本題」にはいりたくて第1部を読み飛ばしたのなら、前に戻って読むよう強くすすめたい。幸せで、スリムで、自由になるために何をすべきかは次章でわかるだろうが、なぜそうするかを知らなければ、成功する見こみは著しく小さくなる。これは科学的な事実だ。

6 4つの明確な一線

幸せで、スリムで、自由になることを脳がどのようにして妨げているのか、また過去に懸命に取り組んだダイエットがなぜ決まって失敗に終わったのか、これで理解できたはずだ。インスリン値が上昇し、脳幹でレプチンの働きを妨害しているために、「ああ、もう食べたくない。満腹だ！」というきわめて重要なシグナルが届かなくなっている。ドーパミン受容体が下方制御されて、1日中糖類と穀粉を大量に食べていないと、もう「快調」に感じられない。食生活を改めようと誓い、取り組んでも、脳と戦うのは気力と体力を使い尽くす。いくら決意して努力しようとも、1日を送るうちに緊張の糸が切れ、そこに意志力の切れ目が待ちかまえている。さらには頭の中の声がつねにあなたを操り、「この1回だけ」という例外を認めるよううながし、あなたが葛藤するのを観察した意識はあなたを信頼できないと結論づけ、なぜわざわざ我慢するのかと問う……。よぶんな体重をすべて落としてそれを維持するなどとうてい無理だと思うのも不思議ではない。事実、これまでは確かに無理だった。

出口

この混乱を長期にわたって維持可能な形で解決してくれる方法は、わたしが知るかぎりひとつしかない。それは自分には効果があったし、ほかの何千もの人にも効果があった。**糖類と穀粉を断つことだ。完全に。体からそれらを迅速かつ確実に追い出してしまえばいい。**

本書を部屋の端に投げ捨ててしまいたくなったかもしれない。

あるいは、本書を譲ってくれた人が50キログラムも減量してそれを維持しているので、とりあえず話だけでも聞いてみようと思ったかもしれない。

どちらにせよ、あなたはわたしにこう言いたくなっただろう。「それはさすがに度が過ぎるのでは？」と。

答えよう。「度が過ぎるとはこういうことだ」と。アメリカ一国だけでも、毎年7万人以上が2型糖尿病のために脚を切断している。[1] 7万人もだ。この人たちは医師から警告を受けているのに、省みない。止められない。脚を失うまで食べつづける。これこそ度が過ぎている。これこそこの依存の強さを物語っている。加工されたドラッグまがいの食品を断つのは度が過ぎていない。度が過ぎているのはわたしたちの社会の食べ方だ——そしてわたしたちが受け入れてしまっているその結果である。

もちろん、答はやめることだ。1日に2箱も煙草を吸うせいで肺の重要な機能が損なわれている人に、煙草をほどほどにするよう言うことはないだろう。やめるよう言うはずだ。「でもどうやって?」と訊きたくなるだろう。「煙草は避けやすい。食べ物はどこにでもある! 生きるためには食べなければいけないし、糖類と穀粉がはいっている大好物があるし、きっぱりやめられるかわからないし、何かを守りとおすのはむずかしいとこの本で読んだばかりだし……」。

気持ちはわかる。パニックに陥っても問題ない——それは側坐核のドーパミン受容体のせいなのだから。ドーパミン受容体は、供給が断たれそうなので抵抗している。必死になって。

幸い、このプログラムはドーパミン受容体よりも強力だ。あなたの脳はきっと回復するし、とても明るい未来が待っている。力を抜いていただきたい。あなたが思っているほどひどいものでは全然ないのだから。

ブライトライン=〝明確な一線〟が救う!

わたしが適正サイズの体になってから10年あまりが経ち、自分の神聖なつとめとして仲間たちの減量を何年も手伝っていたころ、ロイ・バウマイスターの『意志力の科学』(インターシフト、渡会圭子訳）という本に出会った。[2] 1章で述べた有名なラディッシュ実験をおこなった科学者だ。この本の終盤でバウマイスターは、エリック・クラプトンのアルコール依存症を取りあげ、こう論じた。

クラプトンに必要なのは、弁護士用語を借りれば、「ブライトライン＝明確な一線」の助けだ。これは単純明快な確たるルールを指す。それを越えたら必ず気づく。飲酒や喫煙を「適度に」すると自分に誓っても、それは明確な一線ではない。その境界線はあいまいで、適度が過剰に変わる明白な瞬間がない。過程が非常にゆるやかで、人間の精神は自分の些細な過ちを見逃すのにたいへん長けているから、度を超えても気づかない恐れがある。だから適度な飲酒というルールにつねにしたがえるとはかぎらない。これに対して、ゼロ容認は明確な一線である。いかなる場合も例外なき絶対の禁酒なのだから。

わたしは興奮した。「これだ！」と思った。ドラッグとアルコールに関して、わたしは何年も**明確な一線**を守って生きていたが、こういう用語があるのは初耳だった。わたしはそれを大いに気に入った。心に浮かんだイメージに、雲間から燦然と降り注いで胸を至福で満たす陽光のごとき霊的な印象すら受けた。

しかし、バウマイスターはこうつづけていた。「これはあらゆる自制の問題に有用なわけではない――ダイエット中でも、いっさい食べないのは無理なのだから」。

わたしは愕然とした。「ああロイ、何を言ってるのよ！ わからないの？ **明確な一線**は食べ物にうってつけよ！」。わたしはその段落を穴があくほど見つめた。卓越した心理学者であり、30冊以上の本と600本以上の論文を著しているあのロイ・バウマイスターが、生きるためには食べなければならないから食べ物には**明確な一線**が使えないと考えている。わたしはその事実を受け入れようとした。確かに生きるためには食べなければならない。しかし、生きるためにドーナツを食べる必要はない。効果的な減量の科学と実践について自分が知っている真実のすべてと、ほかの分野の考え方に大きな隔たりがあることを、わたしはそのときはじめて痛切に理解し、実感した。その段落を読んでからほどなく、朝の瞑想中に本書を書こうと決意した。

明確な一線。単純明快で確たる、けっして越えない一線。ようやくわたしたちは問題の核心にたどり着いたわけだ。

明確な一線の最も重要な貢献は、意志力の切れ目を埋めてくれることである。**何を食べていいかについて――そして何を食べてはいけないかについて――明確な一線**は明快なルールを与える。結果として、あなたは食べ物を自動的に選択する。もう悩む必要はない。決断する必要はない。午後の4時だろうと、目の前にドーナツのトレイが置かれていようと関係ない。あなたはつぎに何を食べるかを正確に知っていて、それはドーナツではない。**明確な一線**があれば、食べ物について考えるまでもなくなる。わたしたちは食べ物に関連した選択を平均して1日221回もしていると前に述べたが、そんな格闘をするまでもなくなる。選択肢はひとつしかない。**明確な一線**を守ることだ。

わたしが考案した**本当に痩せる食事法**は、**4つの明確な一線から構成されている。糖類、穀粉、食事の時間、量である。**本章では、それぞれを掘りさげて論じ、それに効果がある理由を科学に基づいて説明しよう。

1　糖類

これは最も重要な**明確な一線**だ。これがなければ、ほかも効果がなくなる。脳を――ひいては体を――癒やすためには、糖類を抜かなければならないからである。はっきりさせておくと、ここでいう糖類とは、すべての**添加された糖類**のことであり、厳密には糖質に分類されるものも含まれる。それは原材料表示の欄にさまざまな名前で記されている。サトウキビ糖、テンサイ糖、デーツ糖、赤砂糖、粉砂糖、濃縮サトウキビ果汁、ライスシロップ、コーンシロップ、高果糖コーンシロップ、ハチミツ、アガベシロップ、メープルシロップ、糖蜜、ショ糖、デキストロース、マルチトール、グリセリン、麦芽エキス、マルトデキストリンなどだ。これらの原材料をひとつでも含む食品は排除しなければならない。精製された果糖とブドウ糖はどれも、体がもともと耐えられる限度を超えてインスリンのシステムを刺激するからである。インスリンの基準値が上昇すればレプチンの働きが妨害され、満たされない空腹感とすわりどおしの行動をもたらす。さらに、糖類はドーパミン受容体を圧倒して下方制御と耐えがたい渇望をもたらす。脳を回復させるためには、インスリンとドーパミンのシステムを休め、本来の設定にふたたび戻れるようにしなければならない。

人工甘味料

人工甘味料は災いのもとである。カロリーが含まれていないので体のエネルギー源にならないのは事実だが、糖類とまったく同じようにインスリンのシステムに影響する。舌が甘みを感じ、ドーパミンが放出され、インスリンが反応するが、それに見合ったカロリーは流れこんでこない。[3] また、2014年には、人工甘味料が腸内細菌叢(そう)を変化させることによって耐糖能異常を引き起こすメカニズムも発見された。[4] さらに、一部の生物では人工甘味料が脳に作用して飢餓状態だと錯覚させるために、食物の摂取量が50パーセント増えたという研究もある。[5] だまされてはいけない。**人工甘味料はあなたの減量を必ず失敗させる。**ここでいう人工甘味料とは、サッカリン、ニュートラスイート、アスパルテーム、スクラロース、キシリトール、ソルビトール、ステビア、トゥルビアである。ダイエットソーダやシュガーレスガムといった人工甘味料を含む製品の多くも、1日を乗りきるために何かを口に入れるという行動をやめられなくしてしまう。深呼吸して、そういうものは手放そう。

果物

幸い、新鮮な果物は何も問題がない。むしろ大歓迎だ! 生の新鮮な果物なら何を食べてもかまわない。**新鮮な果物に含まれる果糖は、精製された糖類のような影響を脳や体に与えない。**果物のひと切れを食べるときは、食物繊維も食べているからである。果物の「繊維格子」は可溶性と不溶性の食物繊維から成り、これは果物の天然の糖分が血中に吸収されるのを遅くし、インスリンとドーパミンの反応を鈍くする。

口に入れるべきでないのはドライフルーツやフルーツジュースやミキサーにかけたフルーツだ。いずれも繊維格子が抑制できる以上に、糖分が濃縮されている。たとえば、すわって新鮮なアンズを6個食べるところを想像していただきたい。かなり時間がかかるから、全部食べる前にきっと飽きてしまうはずだ。ではここでドライフルーツのアンズを6個食べるところを想像してみよう。1分もしないうちに平らげたうえで、「もっと！」と思うにちがいない。そういう脳の部位を、そのドーパミン受容体を黙らせなければならないことを忘れないでおこう。

しょっちゅう訊かれるのは、ジュースやスムージーはかまわないのかという質問だ。答はノーである。理由を言おう。果物や野菜の可溶性繊維と不溶性繊維は、果糖が一気に腸の壁を抜けて血中に流れこむのを、協力して妨げている。繊維によるこのバリアーは草葺きの屋根に似ている。不溶性繊維は、消化されない――屋根に使った枝や竹のようなものだ。可溶性繊維は、屋根の隙間を埋める泥と同じで、徐々に溶ける。生の果物を――あるいは野菜を――ミキサーやジューサーにかけたら、繊維格子がずたずたにされ、果糖やブドウ糖が何にも邪魔されず、キャンディーを食べたときと同じくらい急速に体に取りこまれてしまう。

渇望

つぎによく訊かれるのは、「糖類をやめたら、渇望に襲われるのでは？」という質問だ。答はイエスで、襲われる。**本当に痩せる食事法**の最初は禁煙によく似ている。だが、**渇望は消えていく**。ただちにではないが、8週間のブートキャンプが終わるころには、84パーセントの人が渇望をほとんど感じていないか、まったく感じていないと答える――その後もずっと。わたしもそうだったが、渇望がやや長くつづく人もいる。しかし、いずれ消えると断言できる。渇望は、乗っ取られた脳がもう一度あなたを依存させようとする最後の試みである。しかし、あなたはそれより強くなっている。つぎのいくつかの章は、こうした渇望を乗り越えるためのシステムを作るのに役立つ。そうすれば脳は回復に向かいつづけ、あなたは目標体重に到達できる。そしてついにそれを維持できる。

2 穀粉

2つ目の明確な一線は**穀粉**だ。わたしに言わせるなら、穀粉は最も狡猾である。とても重要な話なので、黙って聞いていただきたい。ほとんどの人は糖類を警戒するあまり、穀粉がひそかに侵入して妨害工作を働いているのを見逃している。わたしは20年にわたり、さまざまな12ステップのプログラムに参加して多くの人を見てきたが、これを何度もまのあたりにしている。参加者たちは糖類をやめても、穀粉は食べつづけていた。あるいは精白小麦粉はやめても、全粒粉は食べつづけていた。あるいは小麦粉はやめても、オーツ麦は食べていた。だから太ったままだった。**本当に痩せる食事法**を考案する前のわたしも、穀粉をやめずに糖類をやめようとした。その結果、わたしはクッキー生地を失って嘆き悲しむことになった。糖類の含まれていないクッキー生地など存在しないからだ。だがそこで、自分がパイ生地も大好きだったことに気づいた。だからそれを食べはじめた。パスタ、ケサディーヤ、コーンチップス、五目焼きそば、ピザ、焼き餃子、イングリッシュマフィンにも目を向けるようになった。フライドポテトとポテトチップスも大量に食べた。これらは理屈のうえでは穀粉を含んでいない――が、いまなら知っているが、ジャガイモの中身は、繊維がないブドウ糖の塊にほかならない精白小麦粉と分子的には同じである。つまるところ、**わたしの脳は糖類をやめたことによるドーパミンの減少を補うために穀粉の摂取量を増やすよう指示していたわけで、そのためにかえって体重は増えた。**よくある誤りだ。あなたまで繰り返してはいけない。

まだそういう研究はおこなわれていないが、脳が禁断症状を和らげるために糖類と穀粉のどちらを好むかは、個人差があるようだ。わたしの経験から言うと、およそ80パーセントの人はもっぱら糖類を重視する。しかし、一部の人、つまり残りの20パーセントは、甘いものがあまり好きではないと公言する――が、パンを手放そうとしない。この割合は、多数の人々を手伝ってきたわたしの推測にすぎない。このテーマで研究がおこなわれることを大いに期待したい。

穀粉依存症の鍵はその初期にある。穀粉がインスリン値を上昇させることはわかっているが、[6]穀粉がドーパミン受容体に殺到するという決定的な証拠はない。いまのところは。だが、チーズとソースをかけたブロッコリーの話を思い出していただきたい。雨の中、午前3時にそれを買うために出かける人はいない。なぜピザが依存性の強い食べ物の筆頭にあげられるのか。[7]穀粉のせいである。

すべての穀粉

糖類とまったく同じで、穀粉の**明確な一線**が禁じるのも**すべての穀粉**だ。穀物の種類は関係ない。グルテンも関係ない。関係があるのは表面積である。穀物が加工され、挽かれて穀粉になると、ひとつひとつの粒になるわけだから表面積は桁ちがいに増える。これは「全粒粉」でも同じだ。表面積が増えると、消化酵素がぞんぶんにブドウ糖を生産でき、体に対してあまりにも急速にあまりにも強烈な刺激を与える。

わたしの友人のアラン・クリスチャンソンが、これについてわかりやすいたとえを語ってくれた。すなわち、消化の過程は溶ける氷に似ている。玄米のような全粒の食べ物を食べるのは、巨大な氷の塊を私道に置いて溶かすのに近い。氷は溶けるが、それは遅く、何時間もかかる。これに対して玄米粉を食べるのは、熱せられた黒い私道に削り出した氷を撒き散らすのに近い。氷は落ちたとたんに溶けてしまう。

糖類と穀粉はわずかにちがった形で体に作用するからこそ、同時に断つのが重要になってくる。糖類は主にブドウ糖と果糖に分解される。穀粉はブドウ糖のみに分解される。果糖は肝臓でしか処理できないため、それがわたしたちの文化で脂肪肝がここまで増えた原因になっている。穀粉はあらゆる細胞に影響を与える。よく考えていただきたい。これは全身への攻撃だ。

3　食事の時間

手はじめに糖類と穀粉を排除するのは好ましいことだが、それしかやらないのなら、長期にわたって成功を収めるのはむずかしい。いずれあなたは意志力の切れ目の犠牲になり、努力は長続きしないだろう。そこで登場するのが**食事の時間の明確な一線だ。**規則正しい食事が生活の柱になれば、意志力の負担は軽くなる。それも大いに。**1日3食を決まった時間に**──朝食は朝食の時間に、昼食は昼食の時間に、夕食は夕食の時間に──**食べるようスケジュールを組めば、自動的に正しいものを食べられるだけでなく、合間にまちがったものを食べるのも自動的に避けられるようになる。**

最初のうちは、間食という長年の習慣をやめるのは相当にむずかしいかもしれないが、それはおそらくあなたが、食事の時間に食べることを優先するのに慣れていないからだ。またおそらくあなたは、食事の時間に充分に食べていない。しかし、食事の時間の**明確な一線**はかなりすみやかに習慣化できるし、そうなったらずっと役に立つ。まわりの人たちの生活まで改善できる可能性がある。前に述べたように、わたしたちの文化は本物の食事という概念を失っている。わたしたちは1日中何かをつまんでいる。食べ物が出されない時間帯はない。そしてもしあなたやあなたの家族が合図追跡型のラットのように食物依存症になりやすいのなら、1日1日があなたを引きずりこんで無意識のうちに食べ物を口に入れさせる強力な合図の連続になる。つまり、間食を認めたら終わりだ。それではけっして痩せられない。その意味では、幸せにも自由にもなれない。

食事の時間の**明確な一線**は、**1日に三度、充分な量のおいしい食事をとるということだ——間食は絶対にしない**（**明確な一線**にのっとった飲み物なら問題ない）。「でも4時にはお腹がすく！ 軽食が要る！」と思ったのなら、何千人もの人たちを手伝った経験から率直に言うが、そんなものは要らない。いや、要らなくなる——血糖値が安定してインスリンがコントロールされれば。1日3食で充分だ。低血糖症と診断された人でも、**本当に痩せる食事法**をはじめれば、たいていはすみやかにそれは解消される。その原因は隠れた生理学的異常ではなく、本人が食べている糖類と穀粉にある場合が多い。

1日の食事の回数を増やしたり減らしたりしなければならない場合もあるが、こういうときでも食事の時間の**明確な一線**は——間食禁止、軽食禁止のルールは——適用される。食事の回数が変わるだけである。例をあげよう。双子を妊娠していたころ、わたしは1日6食の生活をしていた。だがそれは、よく考えたうえで決めて食べていた食事にほかならなかった（なお、

3年後にもうひとり妊娠したときは、出産するまでずっと、健康的な1日3食をおいしく食べられた）。ヨセミテ国立公園のハーフドームにのぼったときも、1日6食だった。とはいえ、のぼった日だけだ――本番前の慣らしのハイキングのあいだは、1日3食を守りとおした。胃バイパス手術を受けた人は、必ずそうなるわけではないが、1回の食事の量を減らす代わりに回数を増やさなければならなくなる場合がある。これは手術を受けてからどれくらい経っているか、**本当に痩せる食事法**の食事計画に体がどう反応するかで決まってくる。本格的なトレーニングをおこなっているボディビルダーやアスリートも、1日3食では足りない可能性がある。また、体重を増やすために**本当に痩せる食事法**に参加した摂食障害の人は、**明確な一線**の食事の量を一度に食べきれず、最初は分けて食べなければならなかった。繰り返すと、考慮すべき例外があるのは確かだが、わたしの経験では、大多数の人は1日3食で足りる。

規則正しい食事は、健康上のすぐれた利点も数多く与えてくれる。**絶食時間帯が**――何も食べずに過ごしている時間が――劇的に延びて**およそ11から14時間になる**（午後6時に夕食を終えて翌朝7時に朝食を食べれば、絶食時間帯は13時間になる）。これによって**脂肪の減少が進み、**[8] **活力が湧いて、安眠がうながされる。**[9] 適切な絶食時間帯を長く設ければ、オートファジーと呼ばれるものも盛んになる。[10] これは細胞がリサイクルして壊れたパーツやうまく働いていないパーツを修復する作用で、**感染や病気に対する抵抗力が強くなる。**[11] そして食事を一定の時間にとるとインスリン感受性が改善され、コレステロール値が下降し、脂肪の減少が促進される。[12]

ダイエットや運動のプログラムの話になると、わたしたちの文化の時代精神(ツァイトガイスト)は軽食をすすめる方向へと大きく偏りがちだ。だから、1日中食べることに関する、よくある神話に対しては、時間を割いてその偽りを暴いておくのが賢明だろう。第一の神話は、1日中少量ずつ食べるのは新陳代謝を活発にし、エネルギーの消費を増やすというものだ。これについては多くの研究がおこなわれているが、まったく事実ではない。1日に量の多い食事を3回とろうが、量の少ない食事を6回とろうが、代謝は同じである。量の多い食事を少ない回数とったほうが好ましい可能性すらある。[13]

では、軽食を食べることの何が利点とされるのだろうか。何しろ、間食なしの1日3食をすすめるダイエットや食事計画は(**本当に痩せる食事法**とひと握りの12ステップの食事プログラムを除けば)皆無である。わたしの知るほかの食事計画は例外なく、軽食を前提にしている。軽食を食べれば空腹を避けられるからとにかく必要だと考えているのかもしれないし、軽食を食べなければ延々と食べ物をほしがって剝奪感を覚えると考えているのかもしれない。これについても研究がおこなわれていて、実際のところは、少なくとも一部の人々にとっては逆である。1日中食べているからこそ、食べ物のことを考えつづけ、食べることに執着し、口に食べ物を入れた直後でも空腹を覚える。規則正しい食事はこのすべてを和らげてくれる。

それならば、食事時間の**明確な一線**を実行したら、どんな感じになるのだろう。イメージを描き出しておこう。朝、起きてほどなく、あなたは椅子にすわって**明確な一線**にのっとった朝食をとる。椅子にすわって食べることが重要だ。食卓の上には、計画どおりの食べ物が並んでいる。車の中や、サッカー場や、映画館や、ソファーの上では食べない。食卓を前にしてすわったときが食べる時間だ。食べていい時間だと体が認識するのに使っていた合図を変えることによって、引き金となっていたほかのすべてを確実に避けるようにする。

昼食は机でとらなければならないこともあるだろうが、毎日決まった時間に食べればかまわない。ここでも気を抜かないことだ。パソコンの電源は切ろう。食事の前に感謝の祈りを捧げてもいいだろう。夕食も同じだ。テレビの前で夕食をとる習慣は断ち切ったほうがいい。娯楽をリラックスする合図にしたり、友人や家族といっしょに笑ったり泣いたりする合図にするのはかまわないが、食べる合図にするべきではない。

わたしたちの多忙な文化で、こんなふうに脳をリセットするのは最初は簡単でないだろうが、努力する価値はある。そのもっぱらの理由は、繰り返しになるが、**どういうときに食べるかを脳がはっきりと認識すれば、どういうときに食べないかも脳がはっきりと認識し、**合図追跡型のわたしたちに延々と示される合図も背景に溶けて消えてしまうからだ。

4 量

最後となる4つ目の**明確な一線**は**量を扱う**。この**明確な一線**によってすべての歯車が嚙み合い、確実に体重が減って適正サイズの体を保てる。閉経している？　空腹感が増す薬を飲んでいる？　肥満の家系？　甲状腺機能不全？　大丈夫、量の**明確な一線**があなたの味方だ。

この**明確な一線**は量をゆるやかにではあるが制限する。繰り返すが、大多数の成人は食べるのをやめるよう伝える安定したシグナルを脳から受けとれず、あまったカロリーを消費できずにいる。そして今日の太っている人で、よぶんな体重をすべて落としてそれを維持できるだけの量をつねに選べる人はまずいない。だから自分の判断に任せるべきではない。

すすめたいのはデジタルの秤(はかり)だ。そう、**食べ物の重さをはかるといい**。ばかげていると思っただろうか。気持ちはわかる。わたしも以前はそう思っていた。重さをはかるようはじめてすすめられたときは、ためらった。こだわりすぎだし、やりすぎだと思った。だから何年も拒みつづけた。そして体重で苦労しつづけた。しかし、試しにはかってみると、驚くほどの心理的な解放感を得られた。何かを食べたあと、つぎに何を食べればいいのか、量が多すぎたり少なすぎたりしたのではないかと、悩まなくてよくなった。適切な量を食べているとわかったからだ。そのおかげで、頭の中にもっと食べろという声が響いても、サボターの声だといまでは確実に見破ることができる。

わたしは食べ物の重さを正確にはかるようにしていたが、理由はそうしていれば自動的に正確にはかるようになるからだ。毎朝1オンス（約28・35グラム）のオーツ麦をはかるとき、正確に1オンスをはかった。0・9オンスでも1・1オンスでもなく。「だいたいこれくらいだろう」と思ったら、サボターに弱い脳の部位を活動させることになる。きょうの「だいたいこれくらい」はきのうの量と同じだろうか。「けさの1オンスのオーツ麦はいつもより少なかった——だからお昼には果物を少しよけいに食べてもいい」。だめだ。そういうことをしてはいけない。自動的にできること、一貫していることが大事なのだから。

BLT

ここでいうBLTとはベーコン（B）とレタス（L）とトマト（T）のサンドウィッチのことではなく、「かじって（bite）舐めて（lick）味見する（taste）」の略だ。これは**明確な一線**の敵である。わたしはガスレンジで煮こんでいるソースの味見をしたりしない。サラダを作っているときに赤唐辛子のかけらを口にほうりこんだりもしない。食卓の前にすわるまで、味見はしないと誓っている。以前、キッチンに立つとどうしてもへらを舐めたり、フライパンの端にこびりついた何かをかじったりしてしまっていたころは、無意識のうちに食べる癖をやめるために口にテープを貼っていた。食べ物に対して真摯に向き合うためにも、つまみ食いのつもりが夢中になって食べていたということにならないためにも、ＢＬＴを避けるのは重要である。

7 自動化——新たな最高の味方

本当に痩せる食事法の概念をはじめて知った人は、まずこんな問いを——糖類と穀粉を断てと言われたときの驚きから覚めたあとの話だが——発することが多い。「でも、その**明確な一線**とやらを守りとおすためには意志力が必要なのでは？」。「いったいどうやったら実行できる？」。「これも食べてはいけないものを教えるありがちなダイエットのひとつにすぎないのでは？」。**本当に痩せる食事法**はありがちなダイエットのひとつなどでは断じてないと、わたしは答えている。このプランによって人々がよぶんな体重を落とし、そしてもっと重要なことには、それを維持している理由は、**本当に痩せる食事法**が、決定をくだす脳の部位である前頭前皮質から、自動的に物事をおこなう脳の部位である大脳基底核へと、食行動を移すからである。**本当に痩せる食事法**は統一のとれた完全なシステムである。はじめるのに多少の意志力は必要だが、その後は意志力をまったく必要としないと言っていい。

明確な一線式行動を一貫して繰り返していれば、それは自動化される。サボタージュを黙らせたいのならこれは不可欠だ。つぎに何をするか、決定するのは望ましくない。**明確な一線**にのっとった毎日が自動化されるよう、訓練するのが望ましい。そうすれば3つの目標が達成される。**目標体重を維持できるし、意志力の負担を減らせるし、頭の中の食べ物がらみのおしゃべりを黙らせられる。**脳が考え出したり、悩み抜いたり、決定をくだしたりする必要はなくなる。**正しい食べ物を選ぶことが習慣になる。**

脳の習慣

脳は特定の行動を自動化するように進化した。こうすれば、ほかの部位が決定をくださなくてもよくなる。こんなふうに考えていただきたい。作物の世話や火熾（おこ）しのために地面にひざまずくと、捕食動物に襲われやすくなる。こうした行動を意識せずにできれば、草を踏み分ける音に警戒を絶やさずにいられるし、音の主がジャッカルなのか部族の仲間なのかをすばやく判断するだけの脳の余力も残せる。大脳基底核はこのような自動化を司っている。

何かを達成するために意志力を用いることと、自動化された脳を用いることには、とてつもなく大きなちがいがある。朝の日課に何か新しい習慣を——運動とか、5分間の瞑想とか、自己啓発本を1ページ読むとかの習慣を——加えようとしたことがあるのなら、忘れたり、忙しかったり、「1回だけ」休んだりした経験があるはずだ。だがこれが歯磨きならどうだろうか。みなさんがどうかはわからないが、わたしは旅行中だろうが病気だろうが仕事に没頭中だろうが、年に365回、朝に必ず歯磨きをすると予言できる。そこに妥協の余地はない。さらには考えるまでもない。歯磨きができないのではないかと悩むことはないし、そこにエネルギーはまったく使わない。これに対して、わたしの幼い娘たちのアレクシス、ゾーイ、マーヤは同じ作業をどう感じているだろう。毎日指示したりおだてたりしないと歯磨きができない。なぜか。まだ歯磨きが自動化されていないからである。

車の運転をはじめて教わったときのことを覚えているだろうか。はじめてハイウェイで合流しようとしたときのことは？　心臓が早鐘を打

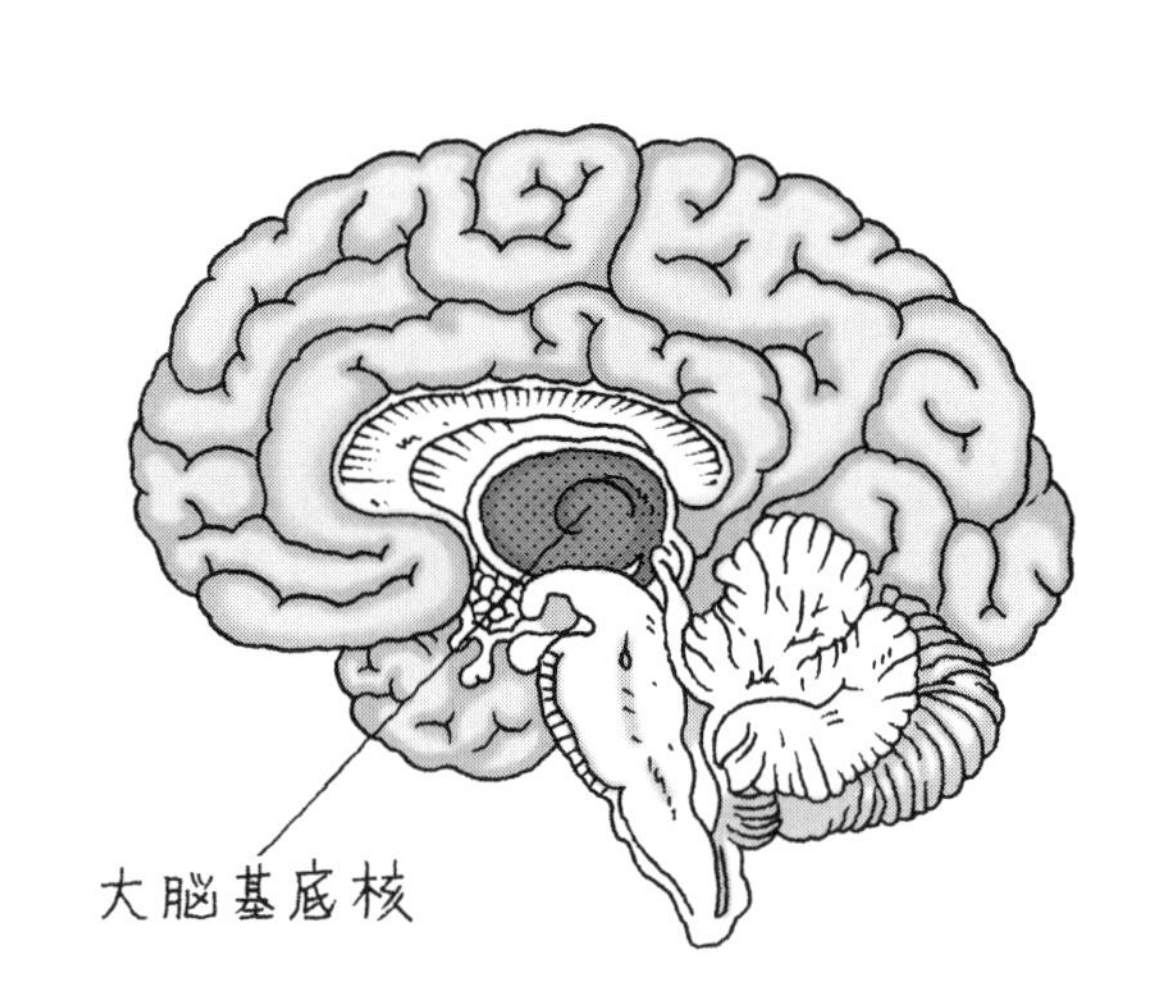

っていたのでは？　集中しなければならなかったのでは？　だがいまでは、ラテを飲んだりラジオのチャンネルを変えたりしながらでもできるはずだ。ここで重要なのは、何かの行動がいったん自動化されると、莫大な認知資源が解放され、ほかのものへ向けられることである。そしてまったく何も考えずにその行動をこなせるようになる。

食事や運動の計画を守るうえでこれがきわめて有効なのは、やがてはそれをやらないと落ち着かなくなるからである。わたしの友人は、かなり歳をとってから夜間にマウスガードをはめなければならなくなり、2カ月ほどはそれがいやでたまらなかった。いまではマウスガードをはめないと眠れない体になっている。だからこれはまちがいない――自動化されるまでのほんの2、3カ月、**本当に痩せる食事法**の習慣を守りとおせば、それからは毎日贈り物が玄関に届けられると言っていい――幸せで、スリムで、自由な人生という贈り物が。

どれくらい時間がかかるのか

となると、新しい習慣が身につくまでどれくらいかかるのかが気になる。食べ物の重さをはかったり、食卓の前にすわって食事をしたり、常連になっている〈ダンキンドーナツ〉の近くまで来てもそのまま通り過ぎたりするのをわざわざ意識してやっている状態から、こうしたことをためらいなく当然のように実行できる状態になるまでには、どれくらいかかるのだろう。自分を例にあげよう。わたしはとても充実した毎日を送っていると言える。何も考えずに歯磨きをするのと同じで、何も考えずに**本当に痩せる食事法**を実行している。それが当たり前になっている。しかし、何もせずにここまで到達できたわけではない。

事実、わたしが幸せで、スリムで、自由になるためには、正しい食事をとることにしばらくは大いに集中しなければならなかった。わたしのような人間が――あなたもそうかもしれないが――好きなときに好きなものを食べつつ、幸せで、スリムで、自由な人生を送れる世界があればいいと思う。1000年前にはそういう世界が実在したかもしれないが、残念ながら現在のわたしたちが生きている世界はちがう。正しい食事をとるためにしばらくはそれなりのエネルギーをつぎこまなければならない。

新しい習慣が身につくまでどれくらいかかるのか。研究者たちも関心を持ち、被験者に新しい食べ物や飲み物や活動をはじめさせたうえで、毎日それを実行しているかどうか、それが自動化されたと感じるかどうかを記録した。新しい行動が95パーセント自動化されるまで、平均して66日間かかっていた。[1] これがメディアで見聞きする数字とまったくちがうことに注意していただきたい。たった21日間で習慣が身につくわけではない。30日間でも無理だ。正しい数字は66日間である。ただし、あくまでもこれは平均の数字だ――幅は非常に広い。自動化が達成されるまで、最短で18日間、最長で２５４日間かかっていた。
つまり、新しい行動を自動化するためには、18日間から２５４日間、かなり真剣に集中しなければならないことになる。だが、注意しなければならない点として、この実験で被験者が指示されたのは、生活に新しい行動をひとつだけ加えることだった。幸せで、スリムで、自由になるためには、新しい行動をいくつも加え、長年の習慣をやめ、人によっては依存も断ちきらなければならない。これは難題だ。
それゆえ、**本当に痩せる食事法**が自動化される前のこの時期は、意志力に与えるストレスにくれぐれも用心し、それを酷使しないよう最善を尽くしていただきたい。できれば責任ある仕事は減らそう。子供に毎晩の日課をさせてから寝かしつけるといった、気力を使いそうな事柄に注意し、それに合わせて**明確な一線式**の食事の時間を決める。先に食べてしまうか、前もって食卓の上に並べておき、あとは食べるだけにしておく。水曜日には恐怖の会議があり、ペイストリーのトレイを頼りにして乗りきっているのなら、会議の前に**明確な一線**に則した昼食を食べる。そして毎晩、充分な睡眠をとるようにする。**睡眠は意志力の強力な補給係**だからだ。[2]
はじめのころの大ざっぱな行動原則とは、ゆるやかに歩むことだ。ウサギのスリッパを履いて１日を送っていると想像するといい。この減量の初期段階では、そういう態度が望ましい。２、３カ月は強い疲労感に襲われるかもしれない。それがふつうだし、疲れはいずれ消える。

たくさん水を飲み、疲労感は現実だが一時的なものだと認識しよう。爽快な気分で世界に飛び出せるときは来る――もう少しで。はじめは自分にやさしくするのを自分に許そう。そしてその鍵を握るのは……。

運動しない

そう、読みちがいではない。**本当に痩せる食事法**は運動をしないプランだ。最初の習慣化の段階では、運動の強度を高めないよう強くすすめたい。高めれば意志力を消耗し、長期的な目標に対して有害である。ラクダの背骨を折る最後の藁の1本になってしまう。

幸せで、スリムで、自由な人生を送れるようになり、**本当に痩せる食事法**が習慣として深く根づけば、運動を加えるのは精神的にも身体的にもすばらしい利点がある。研究によれば、定期的な運動は記憶力、注意力、学習能力を改善する。[3]アルツハイマー病などの認知症も予防できる。[4]免疫機能も高める。[5]筋肉と骨を強くし、体の平衡がとりやすくなり、骨粗鬆症を予防できる。[6]心臓が強くなる。自尊心が高まる。[7]性生活まで改善される。[8]細身の美しい体形になったら、それを維持するのに役立つ。実際のところ、運動しても効果がないのはただひとつ、減量だけだと言っていい。

これは事実だ。運動したところで痩せない。ある研究で、ルイジアナ州立大学のティモシー・チャーチ博士は、[9] 464人の閉経後の太った女性を4つのグループに分けた。4つのグループは、最大酸素消費量を50パーセントの強度にした運動を、それぞれ週に平均して0分、72分、136分、194分こなすよう指示された。食事に関しては指示しなかった。6カ月後、運動したグループは、0分の対照群に比べ、体重が少しも減っていなかった。運動量が増えると、体による「埋め合わせ」も増えていた──要するに、運動したせいで空腹になり、意志力も消耗していた。その結果、運動後のラテやマフィンへとサボターがずっと誘いこみやすくなっていた。

運動の科学をていねいに調べれば、そこに減量という利点はないとわかる。確かに、リアリティ番組の《ザ・ビゲスト・ルーザー》あたりでは多くの人が大幅に減量している。だがそれを維持できていないし、[10] そこが重要な点である。**本当に痩せる食事法**の減量の段階で運動をしない理由は、完全に習慣化した揺るがぬ**明確な一線**を確立するためだけに、あなたの集中力と意志力が限界まで必要になるからだ。どんな形であれ、気を散らしたり消耗したりすれば、あなたは手を抜き、ごまかして例外を認め、すべての努力を台無しにする。しかし、この短い期間、真剣に集中することができれば、その後もずっと果実を得られる。わたしに言わせるなら、減量は一度きりにすべきことだ──人生のごく短い期間限定に。さあ、さっさとその体重を落としてしまおう。そうすればまた運動ができるし、適正サイズの体でずっとその恩恵にあずかれる。

まだ悩んでいるのなら、断言するが、わたしのブートキャンプに参加した何千もの人たちが、運動せずによぶんな体重を落としている。わたしはそれをこの目で見てきた。そして逆のことも見てきた。

8週間かけておこなうオンラインのブートキャンプ中に、どれくらいの強度の運動をしたかを訊くと、運動の強度があがるほどに、減量幅が小さくなっている。ほかの研究者たちも同じ結果を導いている。ペニントン生物医学研究センターでおこなわれた研究によれば、実験開始から8週間で、ダイエットのみのグループは初期体重の5パーセントを減量したが、ダイエットに加えて運動をおこなったグループは3・5パーセントしか減量しなかった。[11]

また、多くの人にとって運動が病状のひとつであることを認識するのも重要だ。矛盾するようだが、運動はとても健康によく、自信を与えてくれる。わたしたちがぜひともするべきことである。だがわたしの経験では、定期的に運動をしているのに**本当に痩せる食事法**のブートキャンプに行き着いた人の多くは――全員ではないにせよ、多数は――運動に取り憑かれている。食べすぎを埋め合わせるために運動しすぎるのは、それ自体が依存性のある悪循環になりうる。

そして本人はこれを自覚していない。しかし、しごくまっとうな理由があろうと、ほんの2、3カ月でも運動の機会を取りあげられると、ノイローゼが顔をのぞかせる。

本当に痩せる食事法でめざすべきは、運動をその健康上の利点から評価しつつも、頭の中で減量とは完全に切り離す態度である。実際、両者は関係ないのだから。

運動なしのルールにも例外はある。15年にわたって毎朝運動をしていて、歯磨きと同じくらい安定してこなせるのなら、好きにしてもらってかまわない。理由は言うまでもないだろう。意志力を酷使しないのであれば、妨げにはならないからだ。同様に、もしうつ病や不安障害と診断されているのなら、運動のプラス面がマイナス面をうわまわるかもしれない。うつ病や不安障害を患っている脳は、あなたが自由になるのを妨げる恐れがある。ついでに言っておくと――詳しくは最終章で論じるが――**本当に痩せる食事法**によって、うつ病や不安障害が治る可能性もある。保証はできない。わたし自身や、ほかの多くの人たちの実体験に基づく予想にとどまる。

自動化

本当に痩せる食事法は、何が「自動化可能」なのかについての有力な学説に基づいて組み立てられている。あるものは自動化されやすいが、あるものは自動化されにくい。**1日3食は自動化されやすい行動**である。1日6食ははるかに自動化されにくい。双子を妊娠していたときのわたしは1日6食だった。だがつらかった。そのころには**本当に痩せる食事法**が体に染みついていたから、1日3食をまた自動化したくて、早々とそれに戻した。1日6食は曲芸のようなものだった。

第3部で教える食事計画や行動戦略から逸脱するとき、わたしたちは意志力の切れ目やサボターに対して弱くなる。そういう単純なことだ。どんなときなら逸脱してもかまわないかは第4部で教える。結婚披露宴に出席する予定だが、ケーキではなく果物を選びたいから、昼食の果物を夕食にまわすといった場合だ。これは戦略に基づいた賢明な計画である。しかし、熟慮のうえで一度だけ、あるいは一時的に――たとえば妊娠中に――食事計画を変えるのと、気分しだいで行き当たりばったりに食べ物やカテゴリーを入れ替えるのとでは、まったくちがう。後者は失敗したいと言っているようなものだ。多くの人にとって、量を目算することも同じように働く。サボターを招き寄せ、まだ足りないと言いくるめられてしまう。それはわたしもよく知っている。デジタルの秤を持たずに旅行に行ってしまうことがあるからだ――そして食事のとき、もっと要るのではないかとやはりサボターに誘惑される。正確にはかろうとしないことにも注意しなければならない。そのときあなたは、評価し、決定する脳の部位をかかわらせまいとしている。

これから数カ月のあいだ、あなたはたくさんの自動的な行動をやめ、たくさんの自動的な行動を身につけることになる。成し遂げるには持てる意志力のほぼすべてを使うことになるだろう。だからそれができるだけの余裕を作り出さなければならない。ゆっくりやろう。自分にやさしくしよう。この減量の期間は一度きりの真剣な時間であり、多くの意味でまぎれもなく貴重な時間なのだと認識しよう。あなたは自分にかけがえのない贈り物をすることになる。

本当に痩せる食事法を正しくはじめれば、自動化が達成され、その後もずっと利益を得られる。望んでいた夢のほとんどがかなうことだろう。しかし、**本当に痩せる食事法**を正しくおこなうだけの時間を作り出せなかったり、運動しすぎるのをやめなかったり、行きすぎた取り組みをしたり、逆に手を抜いたりしたら、このシステムも適切に実行されず、例外を認めるのが癖になってしまい、またしても守れなかった試みのひとつとしてあなたの減量の歴史に刻まれることになる。

プログラムが示されたこのときこそ、それに打ちこむと決めていただきたい——逃げ道も例外も認めずに。必要なのは、信じることだ。いまこそ不屈になろう。いまこそ自分にこの贈り物を与えよう。

第3部

ロードマップ

——ここからはじめよう

8 食事計画

自分が何を食べることになるのか、あなたも詳しく知りたくなっていることと思う。心配せずとも、選択肢はたくさんある。とはいえ、あなたはこういう疑問もいだいているはずだ。「そういう食事を楽しめるのか?」。

答はイエスだ。

ゆくゆくは楽しめる。もしかしたらすぐにでも。**本当に痩せる食事法**は完成されたライフスタイルなので、この計画であなたが食べてもかまわない食べ物は、驚くほど種類が豊富だ。6週間もレタスだけで――あるいはグレープフルーツだけで――過ごせなどとは指示しない。脳にいい本物の食べ物を、減量が可能なだけ――そして維持が可能なだけ――食べるよう指示する。

食事を楽しむことに関しては、いい知らせが3つある。第一に、下方制御が起こっているのなら、ドーパミン受容体が回復するにつれ、何年も無理だった食べ物を味わうことができるようになる。第二に、味蕾の細胞は2週間ごとに入れ替わるので[1]、デトックスが進めば味蕾が独自の発達を遂げ、ごく短いうちに食べ物がすばらしくおいしくなる。かつてはクッキー生地を大量に食べていたのに、いまは野菜を大量に食べている人間として、これは請け合える。わたしは野菜が大好きだ――味は文句なしだし、満腹になって満足できる。しかし、ひと晩で野菜の味を堪能できるようになったわけではない。第三に、胃が食欲旺盛で、体がエネルギーをほんとうに必要としている状態で食卓に着くので、食べ物がおいしく感じられる。[2]この状態は食べ物の味に非常に大きな影響を与える。みなさんがどうかは知らないが、以前のわたしはいつも、給油ランプが点灯する前にガソリンを満タンにしているようなものだった。そして体がそのエネルギーをあまり必要としていなかったために、味の濃すぎる味覚爆弾で弱った味蕾の機嫌をとらなければならなかった。そういうことはもうたくさんだ。生理学的にほんとうに空腹なのであれば、充分な量の彩り豊かな健康にいい食事は絶品になる。まるで体が「うまい！ありがとう！」と言っている気がする。

ひとつ忠告しておきたいことがある。食事計画をはじめて読むと、そのシステムの複雑さと厳格さに圧倒され、警戒してしまうかもしれない。それはよくあることだ。いずれは簡単に守れるようになるし、ごく早いうちから単純に感じるようになると断言できる。食べ物がやたらと複雑なのは、選択肢が非常に多くあるからだ。それを一気に読もうとすると、消火栓から水を飲んでいるような気分になりかねない。この章を読み終わったら何度か深呼吸し、心を落ち着かせたうえで、とりあえずちょっと試して確かめてみるだけだと自分に言い聞かせよう。必ず実行するのではなく、ただの実験として考えるといい。何千もの人々がこれに成功しているし、そういう人たちとあなたになんのちがいもない。この計画を守ればめざましい効果がある。

前もって耳に入れておきたいことがもうひとつある。こんなことを言うと驚くかもしれないが、この食事計画は最適な栄養摂取を意図していない。幸せで、スリムで、自由になるための、広範でゆるやかな計画になることを意図している。あなたのいわば変身が完了したときに、あるいはその道のりの途中で、あなたが自分からもっと健康にいい食べ物をもっとたくさん選ぶ気になってくれればいいと、わたしは考えている……栄養について自然と興味を持ち、ルッコラやケールをアイスバーグレタスの代わりにしてくれればいい。しかし、糖類を完全にやめ、穀粉を完全にやめ、軽食はいっさいとらず、量をはかるのがいまは最優先なのだから、当面の減量に必要ではないのであれば、これ以上の制限をはじめから押しつけたくはない。最適な栄養摂取によって可能なかぎり健康をめざしたいのなら、そういう助言を唯一の目的としている専門家がほかにいる――**本当に痩せる食事法**にそういう専門家は必要ない。すでに順調に運んでいるのだから。わたしは自分の仕事をちがったふうにとらえている。わたしがここにいるのは、あなたを適正サイズの体にして、食べ物を口に入れるときは自分の運命をふたたび自分で決められるようにするためだ。そこまで来たら、もっと健康にいい食べ物を選択することは、あなたの裁量に委ねられる。そしてもちろん、初日から栄養補給の最適化をめざしたいのなら、それはそれですばらしいことだ。最も栄養価に富む食べ物も計画に含まれているので、あなたの成功を妨げるものは何もない。

減量のための食事計画に目を通すと、なぜこの計画はだれにでも効果があるのだろうと疑問に思うかもしれない。その疑問はわたしもよくぶつけられる。答は、人間のサイズと基礎代謝のちがいは、どれだけ早くよぶんな体重を落とせるかに現れるが、いったん目標体重に到達すれば、みな自分の基礎代謝に応じたその人向けの維持計画へと移るからだ。ただし、減量のための食事計画は、だれもが毎日同じ量を食べるようすすめるものではない。はじめのうちは、3食とも男性は女性よりタンパク質を多くとるべきである。だが、食べる量は簡単に変えられる。たとえば、タンパク質をとるために無脂肪のカッテージチーズを食べてもかまわないし、カシューナッツを食べてもかまわないが、カシューナッツのカロリーは4倍近くある。このように、きょうは長時間のハイキングをするからといった必要に応じて、食事計画内で「軽い」ものと「重い」ものを選べるようになっている。

もうひとつ大事な点がある。もしあなたがいま、パレオやニュートリタリアンやビーガンやグルテンフリーなどの考え方にしたがっていたとしても、この食事計画をあなたのニーズに合わせ、もともとの食べ方を守りとおすことは簡単だ。２０１２年からわたしは菜食中心の食事をしているが、**本当に痩せる食事法**のおかげで細身の美しい体を保てている——その間ずっと、肉類と乳製品も食べながら。毎晩クッキーを食べるというような考え方でないかぎりは、**本当に痩せる食事法**を役立てることができる。

そして最後に、先を読みはじめるにあたって、先入観をいだかずに柔軟な態度を持っていただきたい。**本当に痩せる食事法**で最も大きな成功を収めた人たちは、この計画をとにかく信じて説明どおりに実行しようと決めた人たちである。結局のところ、あなたがこれまでに試したものはどれも望みをかなえてくれなかったのでは？　何千もの事例がこのロードマップには効果があると証明している。あなたも信じよう。

減量のための食事計画

5キログラム以上痩せたいのなら、ここが出発点になる。目標体重に到達するまで、これから説明する計画にしたがってもらおう。もう目標体重になっているか、5キログラムも痩せる必要がないのなら、この章を読んでから14章のはじめを読んでいただきたい。そこには目標体重維持のための食事計画と取り組み方が書かれている。

本当に痩せる食事法の考え方はつぎの通りになる。

まず、**朝食**は**タンパク質**と**朝食用の穀物**、**果物**にする。**昼食**は**タンパク質**と**果物**と**脂質のほかに、170グラムの野菜**。**夕食**は**タンパク質**と**脂質**、**170グラムの野菜**と**225グラムのサラダ**を食べる。

目標体重に到達するまでどれくらい時間がかかるかは、言うまでもなく、どれだけ体重を落とさなければならないか、どれだけ早く落とせるかで決まってくる。**本当に痩せる食事法**を実行しながらよぶんな体重をどれだけ早く落とせるかは個人差が大きいが、平均して週に0・5キログラムから1・5キログラムは落とせる。これより少ない人も多い人もいるが、ほとんどの人はこの範囲に収まる。ここで注意しておくべきは、一般に信じられていることとちがい、**体重はゆっくり落としたほうがいいと示す科学的根拠は存在しない**ことである。[3] 落とせるものは、さっさと落としてしまおう。

また、**本当に痩せる食事法**ではよくあることなのだが、体が計画によって変わりはじめるのをまのあたりにすると、目標体重を変えたくなる。わたしも体重で苦労していたときは、最初にめざしたのは11号のサイズまで痩せることだった。7号のサイズになるのは夢のまた夢だった。以前は――滑稽にも――自分は骨太なのだと思っていた。それはまちがいだった。わたしの骨は骨なりのサイズしかないし、いまのサイズは7号だ。だから設定した目標が2、3カ月もすると楽すぎたように思えても驚かないでいただきたい。

目標体重に近づきはじめたら、14章の維持のための食事計画を確認しておこう。食事計画を変え、減量をゆるやかにする方法が――やがては止める方法が――そこに詳しく示されている。

朝食用の穀物

朝食用の穀物としては以下があげられる（編注・原文はオンス〈1オンス＝約28・35グラム〉表記。本書では以後、1オンス＝30グラム、2オンス＝60グラム、3オンス＝85グラム、4オンス＝110グラム、6オンス＝170グラム、8オンス＝225グラムと表記する）。

ジャガイモ（110グラム、調理済み）
サツマイモ（110グラム、調理済み）
ヤムイモ（110グラム、調理済み）
米（110グラム、調理済み）

キヌア（110グラム、調理済み）
雑穀（110グラム、調理済み）
オートミール（30グラム、乾燥時）
オートブラン（30グラム、乾燥時）
クリームオブライス（30グラム、乾燥時）
粗挽きトウモロコシ（30グラム、乾燥時）
クリームオブウィート（30グラム、乾燥時）
キヌアフレーク（30グラム、乾燥時）

全粒の穀物は**本当に痩せる食事法**の食事計画に完璧に合っているが、最初は朝食で食べるだけにしておく。目標体重に近づいたら昼食にも加え、最終的には夕食にも加える。標準的な朝食用シリアルのほとんどは**本当に痩せる食事法**の食事計画では食べないが、それは糖類と穀粉の一方か両方が含まれているからである。ちなみに、加工食品でも、含まれている糖類や穀粉が少量ならば、実は食べても問題ない。**糖類も穀粉も影響は量に依存しており**、経験から言って、**わずかな量なら渇望の引き金となるほどの力はない**。ここでのルールを言うと、商品の**原材料表示欄を必ず読み、最初の3つの材料に糖類も穀粉も記されていないのなら、食べても大**

丈夫だ。加工食品を買うときは、ひとつひとつの**原材料表示欄を読む習慣**を身につけなければならない――とはいえ、あなたの食事のほとんどは**自然食品になり、加工食品や原材料表示欄とは無縁になるはずだ。**このルールにのっとった、食べても問題ないシリアルの商品は少しある。**アンクル・サムズ・オリジナル、イジーキエル・シリアル、シュレッディッド・ウィート**や、いくつかの甘くしていないシリアルなどだ。これらには糖類も穀粉もまったく含まれていない。さらに言うと、**ファイバー・ワンは本当に痩せる食事法**の食事計画に当初から組み入れられている。これの原材料表示欄の10番目には人工甘味料が載っている。ここにあげた以外にも、地元の食料雑貨品店で買える朝食用のシリアルで許容できるものはあるはずだ。繰り返すが、あらゆるたぐいの甘味料と――濃縮サトウキビ果汁や人工甘味料も含めて――あらゆるたぐいの穀粉に注意していただきたい。もしあなたがグルテン不耐症なら、当然グルテンフリーの別のものを探したいだろうが、最初の3つの材料にいかなる糖類も穀粉も記されていないことを確認しよう。**キヌアフレーク**は、わたしが大好きなグルテンフリーの朝食用ホットシリアルだ。

火を通さないコールドシリアルは、**30グラムを正確にはかったうえでそのまま食べるか**――たとえばシュレッディッド・ウィートはクラッカーのように食べられるので、旅行中などは重宝する――**牛乳や無糖の豆乳や無糖のヨーグルトを加えて食べよう。**これらは**タンパク質**として数える。ほかの**代用乳**(アーモンドミルクなど)は、タンパク質とカロリーが極端に少ないため、**減量の段階ではすすめられない**が、選択肢としてはありうる(つぎにあげる朝食のタンパク質の代表例は、アーモンドミルクなどの代用乳を使いたいときにタンパク質をどう分ければいいかを教えてくれる)。

火を通す**ホットシリアル**も、やはり**30グラム**を正確にはかったうえで、120から180グラム程度の水を加えて電子レンジやガスレンジであたため、好みの固さにしよう。朝食のタンパク質として使うのなら、**牛乳**や**豆乳**を加えてもかまわない。

タンパク質

朝食で食べる動物性タンパク質の代表例は、プレーンヨーグルト(225グラム)、牛乳(225グラム)、卵(女性2個、男性3個)、チーズ(女性60グラム、男性85グラム)、カッテージチーズ(女性110グラム、男性170グラム)、リコッタチーズ(女性110グラム、男性170グラム)である。

また、植物性タンパク質であれば、無糖の豆乳(225グラム)、その他の代用乳(麻ミルク、亜麻ミルク、玄米ミルクなど、225グラム)、豆腐(女性110グラム、男性170グラム)、フムス（女性１１０グラム、男性１７０グラム）、ソヤチャンクス（女性60グラム、男性85グラム）、ナッツ（もしくはナッツバター、60グラム）、食用種（60グラム）である。

昼食・夕食の動物性タンパク質の代表例は、鶏肉（パン粉はまぶさず、皮は剥がす、女性１１０グラム、男性１７０グラム）、ターキー（皮は剥がす、女性１１０グラム、男性１７０グラム）、豚肉（砂糖漬けにしたハムは除く、女性１１０グラム、男性１７０グラム）、牛肉（挽肉、ステーキ、サーロインチップなど、女性１１０グラム、男性１７０グラム）、羊肉（１１０グラム）、魚介類（女性１１０グラム、男性１７０グラム）である。

昼食・夕食の植物性タンパク質であれば、豆腐（女性１１０グラム、男性１７０グラム）、テンペ（女性１１０グラム、男性１７０グラム）、豆（１７０グラム、もしくはローストしたヒヨコマメなどの豆であれば、女性60グラム、男性85グラム）、ヒラマメ（１７０グラム）、フムス（女性１１０グラム、男性１７０グラム）、さや付きエダマメ（女性１１０グラム、男性１７０グラム）、ベジタブルバーガー（女性１１０グラム、男性１７０グラム）、大豆（もしくはドライローストしたエダマメ、女性60グラム、男性85グラム）。

朝食のタンパク質には、**ふつうのヨーグルト**も**ギリシャヨーグルト**も同様に適している。無脂肪や全乳の製品よりも**低脂肪の製品が好ましい**が、必ずそちらにしなければならないわけではない。**ナッツや食用種はむちゃ食いしない場合にかぎって**認められる。また、これらはカロリー密度が非常に高いので、減量を終えるまでは、週に2回までとする。植物性タンパク質のほうが好みでも、**減量の段階ではアーモンドミルクや麻ミルクや亜麻ミルクや玄米ミルクを朝食のタンパク質として選ぶのは避けよう。**無糖だとカロリーもタンパク質も非常に少ないので、**昼食までもたないからだ。**栄養を強化した豆乳のほうが望ましい。

しかしながら、もしどうしてもアーモンドミルクを――コーヒーやシリアルに加えたりして――朝食にとりたいのなら、こうすればいい。**1食ぶんのタンパク質を半分に分割**し、好きなミルクを120グラムと、ナッツや食用種を（豆、チーズ、卵などのタンパク質でもかまわない）30グラム食べるようにする。アーモンドミルクや豆乳と、ナッツや食用種を組み合わせる利点は、一方は「軽い」食べ物で他方は「重い」食べ物であるため、バランスが上手に保てることだ。望むなら毎日このようにして**タンパク質を分割してもいい。**わたしはそうしている。

昼食と夕食のタンパク質に関して、重要な助言をしておこう。食べ物の重さは、調理のあとではかりたくなるものだ。たとえば、ハンバーガーを食べるとき、パテの重さをはからずにグリルやフライパンで焼いてみよう――なんと25パーセントから50パーセントも縮んでしまう。だからタンパク質や野菜を含めて食品を料理するときには、何食ぶんかをまとめて作ろう。こうすれば作り置きをあたためなおして食卓に出す直前に、重さをはかれる。

ベーコンは食事計画に載せていないが、それはベーコンを110グラムから170グラムも食べようとすると、とんでもない量になるからだ。ランチョンミートやホットドッグやソーセージのような**加工肉にもくれぐれも用心しよう。**原材料表示欄をよく読み、糖類や——デキストロースなどや——穀粉やそのほかのデンプン食品が最初の三つの原材料に含まれていないことを確かめよう。本物の肉を食べるほうがずっと好ましい——有機飼料で大切に育てられた家畜の肉が理想だ。

植物性タンパク質では、**大豆と穀物（玄米など）から作られるテンペ**もいい。スモーキー・テンペ・ストリップ（「ベーコンもどき」）はとてもおいしいし、選択肢としても適切だ。**ヒラマメなどの豆**はタンパク質と食物繊維をとるうえで最も安く買えて最も健康にいいので、積極的に取り入れよう。菜食中心の食生活を送っているのなら、**ローストした大豆は、あらかじめ重さをはかって小さなビニール袋に詰め、**外出時にハンドバッグやブリーフケースや旅行用バッグに入れておくのに適している。レストランでサラダを頼んだときに仕上げとしてさりげなく散らしてもいい。**ヒヨコマメなどの豆**を乾燥させたりローストしたりした品も好ましいので、ローストした大豆と同じ量**（女性なら60グラム、男性なら85グラム）**を加えてもいい。以前わたしは、空港のギフトショップで小さな袋入りの乾燥させたヒヨコマメを見つけ、夜行便をおりて朝食をとるときに、新鮮な果物と〈スターバックス〉のオートミールといっしょに楽しんだことがある。

果物

果物の代表例はつぎのようになる。

リンゴや洋ナシ、オレンジ、グレープフルーツ、バナナ、モモ、ネクタリンは1個。プラムやキウイやカキは2個。アンズは3個。ベリー（全種類）やブドウ、パイナップル、チェリー、マンゴー・パパイヤ、メロン、生のイチジクは170グラムをはかる。

果物の大きさがふつうでないように見えたときは、信頼できる秤の力を借りて、**170グラムをはかろう。** たとえば、とても小さなバナナもあるので、そういうときは170グラムぶんのバナナをはかる。やたらと大きなプラムやアンズもあるので、そういうときは2個か3個食べるのではなく、170グラムはかるほうがいい。チェリーの場合は、種がはいったままの状態で170グラムはかり、種の重さは気にしないことにしてもいいし、種がはいったままの状態で200グラムはかってもいい（ご想像のとおり、以前わたしは、チェリーから種を慎重に取り除き、170グラムのチェリーにはいっている種の重さをはかったことがある）。また、チェリーピッターで種を取り除いてから重さをはかってもいい。加工していない新鮮な果物ならなんでもかまわないので、ここであげていない果物でも食べて大丈夫だ。

野菜

野菜の代表例を書いておく。これらは170グラム食べる。

アーティチョークのつぼみ、アスパラガス、ビーツの葉、ビーツの根、パクチョイ、ブロッコリー、ブロッコリーレイブ、芽キャベツ、キャベツ、カリフラワー、ニンジン、セロリ、コラードグリーン、キュウリ、タンポポの葉、ナス、サヤインゲン、クズイモ、ケール、リーキ、レタス、マッシュルーム、タマネギ、ピーマン、赤チコリ、ラディッシュ、サヤエンドウ、糸カボチャ、ホウレンソウ、スナップエンドウ、フダンソウ、トマティーヨ、トマト、カブの葉、クレソン、イエロー（サマー）スクワッシュ、ズッキーニ。

また、デンプンの多い野菜は、食べてもかまわないが、控えめにする。トウモロコシ、パースニップ、エンドウマメ、カブ、ウィンタースクワッシュ（バターナット、デリカタ、ドングリ、カボチャ）などである。

もちろん、このリストはすべての野菜を網羅したものではない。果物と同じで、**本当に痩せる食事法**で食べてはいけない野菜はない。だからこのリストに載っていなくても、恐れることはない。試してみよう。

野菜は生のままでも火を通してもかまわない。サラダにしてもいいし、組み合わせてもいい。

本当に痩せる食事法には「農産物は農産物」という言いまわしがある。つまり、夕食にサラダを食べる気分でないのなら、火を通した野菜にしてもかまわない。調理するときは、**必ず調理のあとで重さをはかるようにする。**タンパク質とまったく同じで、野菜も火を通すと、ときには驚くほど縮むからである。また、**調理の際には油脂を加えないようにしよう。**たとえば、コラードグリーンは**蒸すか茹でるべき**であり、バターやハムと炒めるべきではない。もしあなたがまだハーブやスパイスに詳しくないのなら、これらは**タマネギやニンニクと合わせて**、油脂を加えずに味付けをするのにとても適している。この「**油脂を加えない**」というルールの例外は**オイルスプレー**である。野菜をソテーしたりローストしたりするときに、パムなどが出しているオイルスプレー（オリーブオイルを使っているものが望ましい）でフライパンやクッキングシートに油を引くのは問題ない。料理にわずかな油脂が足されるのは確かだが、減量を頓挫させるほどの影響はない。缶詰や冷凍食品の野菜も問題ないが、ラベルをよく読み、何も添加されていないことを確かめよう。たとえば、缶詰のビーツはおいしいが、糖類を加えずに水煮してあるものを選ぶようにする。同様に、アーティチョークのつぼみでも、**油漬けではなく水煮になっているもの**を探そう。冷凍食品の野菜の中にはバターを含むソースがかかっているものや、糖類を加えてあるものがある。そういうものは避ける。

デンプンの多い野菜も野菜として数えてかまわないが、ほかの野菜に比べてカロリー摂取量が多くなることに注意しよう。この理由から、減量の段階で**デンプンの多い野菜を食べるのは週に2回まで**とするようすすめたい。減量が済んだら、体重を保ったまま回数を増やせるかどうか、試してみるといい。**ジャガイモ**や**サツマイモ**や**ヤムイモ**がこのデンプンの多い野菜のリストに載っていないことに注意していただきたい。これらは**穀物**として数え、目標体重に到達したら昼食や夕食に出しても問題ない。**トウモロコシ**に関しては、**粒を170グラムぶんはかる**か、中程度の大きさの軸付きトウモロコシを2本食べるようにする。

勘ちがいしないでいただきたいが、225グラムのサラダとは225グラムのちぎっただけのレタスのことではない。もしそうだったら、噛んでいるうちに夜が明けてしまう！　まずは、ロメインレタスやアイスバーグレタスといった厚い葉物野菜を60グラムから85グラムか、ホウレンソウやスプリングミックスといった薄い葉物野菜を30グラムから60グラム敷く。そこにトマト、キュウリ、ニンジン、赤タマネギ、マッシュルーム、ピーマン、スプラウト、クズイモ、ビート、セロリなどのサラダ野菜を載せていき、**合計の重さが225グラム**になるようにする。目標体重に到達したら、**アボカド**や**オリーブ**を野菜として加えてもいいが、これらはカロリー密度が非常に高いので、減量の段階では避けるか、**脂質**として数えるようにする（次節を参照）。外食でサラダを注文するときは気をつける——多くのレストランは、クルトン、チーズ、乾燥クランベリー、果物、ベーコンチップ、濃厚なドレッシングなどを加えている。**オリーブ**

オイルや**酢**を持ってきてもらおう。油の量はスプーンではかれる。ティースプーン3杯がテーブルスプーン1杯と同量になる。そこに酢を加えて味見をしよう。

飽きずにたくさんの野菜を食べるためには、変化が重要だ。あまり食べたことのない野菜がこのリストに載っているのなら、毎週ひとつずつ新しい野菜を組み入れてみよう——レパートリーが大きく広がるだろう。変化は人生のスパイスであるだけではない。健康と活力の礎になる!

脂質

脂質は昼食と夕食に**1食ぶんずつ**加える。昼食のときは、野菜に脂質を加えたくなるかもしれない。夕食のときは、サラダに油かドレッシングを加えたくなるだろう。テーブルスプーンで量をはかってもいいが、わたし自身はデジタル秤ではかるようにしている。清潔だし、正確だからだ。**テーブルスプーン1杯は15グラムに等しい**。ただし、注意しよう——油の重さをはかろうとして注ぎすぎてしまったら、ペーパータオルで吸いとって正しい重さに戻そう。秤の数字をごまかしてはいけない。こう耳もとでささやくサボターの声に屈してはいけない。「ほんの少しだけだ——これくらい大丈夫さ」。まったく大丈夫ではない。誠実さがかかっている。

そこにあなたの**明確な一線**があるのだから。

バター、マーガリン、マヨネーズ、ナッツバター、ナッツ、油、サラダドレッシング、タヒニはテーブルスプーン1杯か15グラムとるといい。アボカドやオリーブは60グラム、ナッツや食用種は15グラムだ。

アーモンドやアボカドといった健康にいい脂質と、**大豆油や植物油といった健康によくない脂質**には、大きなちがいがある。後者が硬化油だとなおさらだ。大半のボトル詰めされたサラダドレッシングやマヨネーズには、なんらかの植物油が含まれている。[4] 調理で油を使う際は、**オリーブオイル**か**アボカドオイル**か**キャノーラ油**を使おう。サラダに油をかける際は、**亜麻仁油**を使おう。亜麻仁油は、ほとんどの人の食事に欠けている**オメガ3脂肪酸**を豊富に含む。ただし、**亜麻仁油は熱してはいけない**。煙の出る温度が低いため、分子が変質してしまう。料理に**バター**を加えたいのなら、一回の食事につき**テーブルスプーン1杯**にとどめておけば問題ない。植物由来のすぐれた**代用バター**はたくさんある。わたしのお気に入りはアース・バランス・バタリー・スプレッドだ。ボトル詰めされたサラダドレッシングを使うときは、大豆油や植物油ではなくオリーブオイルから作られているものを探そう。ボトル詰めされたサラダドレッシングで何より注意しなければならないのは、そのほとんどが甘味料を含んでいることだが、原材料表示欄の4つ目以降に記されているのなら問題ない。当然ながら、ラズベリー・ビネグレットソースやハニーマスタード・ドレッシングはルール違反になる――これらはまずまちがいなく、最初の3つの原材料に甘味料が（もしかすると2つも）記されている。ランチドレッシングはものによる――大丈夫なものもあるが、最初の3つの原材料に糖類が含まれているものもある。大半のブルーチーズ・ドレッシングはルールに沿っているし、ビネグレットソースも全部とはいかないまでも多くはルールに沿っている。とにかく原材料表示欄を読む癖を身につけよう。

それから、健康的なダイエットにおける脂質の役割については、今日の聡明で尊敬されている専門家たちのあいだでも、大きく意見が割れていることを指摘しておきたい。一部の専門家は、脂質を極力加えないダイエットを強くすすめている。別の専門家は、健康にいい脂質はバランスのとれたダイエットに必要不可欠だと論じている。[5] この問題に関しては、きっと確固たる意見を持っている人がいることだろう。わたしの見解はというと、将来的には変わるかもしれないが、本書の刊行時点では、**健康的なダイエットにおける脂質の役割には不可知論**の立場をとっている。率直に言って、どちらの側の研究論文にも決定的な証拠は示されていないと思う。文字どおり何千もの人々を手伝ったわたしの経験からすると、健康的な食事計画のきわめて重要な要素はつぎのとおりだ。**糖類と穀粉を完全に排除し、野菜をたくさん食べ、必要にして充分な量の脂質とタンパク質と食物繊維を摂取する**ことで、**食後の血糖値の急上昇を抑え、**

インスリン値を安定させて脳を回復させることである。これさえできていれば、ほかの点に関しては体はとても寛容だと考えている。繰り返すが、ここに書いた計画を信じ、そのとおりに試してみることをすすめたい。それでも食事計画に脂質を取り入れるのはどうしても賛成できないのであれば、自分の価値観に合うようにぜひとも修正していただきたい。同様に、健康にいい脂質を朝食時などにもっととるべきだと思っているのなら、**脂質を入れる代わりに何かを除く**といい。しかし、修正は最初に1回だけおこなうことにして、**その日その日で計画を変えるようなことは避けよう。**鍵は**一貫性にある。**

調味料

本当に痩せる食事法は**明確な一線**を設けるプログラムであり、禁欲と耐乏のプログラムではない。食事はおいしくあるべきだし、ぞんぶんに楽しめるものであるべきだとわたしは確信している。シナモン、ハーブ、ホットソース、レモン果汁、ライム果汁、マスタード、塩コショウ、醤油、スパイス、酢（バルサミコ酢を含む）などの調味料は、単純かつ簡単に加えることができ、食べ物をとても美味にしてくれる。**加工調味料を買うときは、最初の3つの原材料に糖類と穀粉が記されていないか確認しよう。**ケーパー、マリナラソース、サルサは1回の食事につき60グラム、ニュートリショナルイーストは15グラムにする。特にサルサ、ニュートリショナルイースト、シナモン、マスタード、バルサミコ酢は、病みつきになってしまう人がいる——わたしもそうだ。そういう状態に陥っていると気づいたとき、わたしはその調味料をしばらく手放すようにしている。とはいえ、大まかに言って、**調味料はどれも問題ない**。問題ないどころか——すばらしい！　ニュートリショナルイーストをかけたサラダ。サルサをかけたシンプルな黒豆。シナモンをかけたオートミール。レモンを搾って醤油をかけたブロッコリー。おいしいものばかりだ。

塩分に関してひとつ言っておこう。ナトリウムイオンと塩化物イオンは、脳内のシナプス伝達を含めた細胞の活動で重要な役割を担っている。西洋型食生活をやめ、加工食品の代わりに**本物の自然食品を食べるようになると、ナトリウムの摂取量が急減する**。血圧が非常に高いのなら、これは好ましいことだ。しかし**血圧が低いと、ときどき目眩に襲われる恐れがある**。この症状は水をたくさん飲んで**塩分を多めに摂取する**ことで軽減できるときが多い。一般に信じられていることとはちがい、塩分の摂取が足りなくても、健康に深刻な影響が出かねないことが研究から明らかになっている。[6] 高血圧でないかぎりは、**本当に痩せる食事法**の食事計画で食べるものに塩分を加えたほうが望ましい場合がある。これについてはかかりつけ医に相談しよう。

飲み物とアルコール

本当に痩せる食事法では何が飲めるのだろう。わたしが飲んでいるものを言おう。水だ。パーティーやレストランに行ったときは、レモンやライムを浮かべた炭酸水を飲んでいる。自然の風味を加えた炭酸水は、人工甘味料を加えていないかぎりは問題ない。それからわたしは、あらゆる種類の**ハーブティー**も飲んでいる。お気に入りはペパーミント、ジンジャー、リコリス、ルイボス、マサラチャイなどだ。

わたしが惹かれないのはコーヒー、カフェイン入りの紅茶、アルコールだが、ルール違反の中身は同じではない。

コーヒーと紅茶

朝に1杯だけコーヒーを飲み、タンパク質としてそこに豆乳や玄米ミルクやアーモンドミルクや牛乳を加えるのは問題ない。だが、食事の時間でないときまでコーヒーや紅茶を飲むのなら、ブラックにしなければならない。**本当に痩せる食事法**がカフェインを避けるのは、それが脳をドーパミン漬けにしてしまうからだ。カフェインは依存性物質である。いまはドーパミン受容体をふたたび増やして脳を回復させようとしているのだから、脳をドーパミン漬けにするようないかなる行為も好ましくない。いつまで経っても渇望が残りつづけてしまう。だからコーヒーや紅茶をたくさん飲んでいるのなら、**1日2杯を限度**にしてそれをしっかり守るのが適切だ。いずれは**1日1杯**に減らすようにする。理想的には、完全にやめるようすすめたい。

アルコール

分子に着目すれば、アルコールは糖類にエタノールを加えたものである。酔うのはエタノールのせいだ。酔っているときは愚かなことをするのに抵抗が少なくなり、しらふなら選ばないようなことを選んでしまう。アルコールを飲むといつだって、食事計画からはずれたものを食べる可能性が高まる。つまりアルコールは**本当に痩せる食事法**では禁止だ。理由は（a）それが糖類で、脳の回復を妨げるからであり、（b）自制心を弱めるからであり、（c）サボターを強めてしまうからである。

食事計画にときどき1杯のワインを含めていた人たちが、だんだんと正しい道からそれていくのを、わたしは何度もこの目で見ている。一部の人にとって禁酒が容易でないのは承知している。ためらいを覚えるのなら、試しにしばらくのあいだだけやめてみよう。やってみる価値はある。

明確な一線とその適切な活用

２０１２年2月29日、**明確な一線**という旅に出て9年が経っていたわたしがくつろいでいると、義父のヒューが、Ｔ・コリン・キャンベル博士とトーマス・Ｍ・キャンベル医学博士による『チャイナ・スタディー』（松田麻美子訳、グスコー出版）を膝にほうってきた。[7] いったん読みはじめると止まらなかった。肉と乳製品の発がん性が科学に基づいて解説されており、強い影響を受けたわたしは、週末の残りはその本を読んでは壁を見つめ、内容を消化するのにかかりきりになった。そしてその日のうちに肉と乳製品を食べるのをやめようと決意した。

しかしながら、それから数年が経ったいまも、わたしは肉と乳製品に自分なりの**明確な一線**を設けてはいない。なぜか。わたしが肉と乳製品を食べまいとした動機は、可能なかぎり健康でいつづけたいからであり、依存症の目印である執着や強迫を取り除きたかったからではない。執着や強迫が問題になっていて――喫煙とか、別れたひどい夫や妻にメールを送るのをやめられないとか、自傷とかがそうだ――それを克服したいのなら、**明確な一線**が必要になる。もし健康が目的なら、完璧が「とてもいい」より望ましいと示す証拠は何もない。これはほんとうだ。健康という目標を95パーセント満たせば、完璧に１００パーセント満たしたときと同じだけの利益が得られる。減量のための食事計画にホットドッグやイタリアンソーセージを入れてもかまわないのは、こういうことも理由のひとつである。そういったものは硝酸塩を含まないオーガニック製品でなければだめだなどとわたしが言わないのも、やはりそれが理由である。もちろん、そちらのほうをすすめたいのだが。[8] **本当に痩せる食事法**に慣れようとしているはじめのころに、何か贅沢なものを少しは食べないとやっていけないのなら、それはそれでかまわない。前に述べたように、何をもって健康とするかはあとからでも微調整できる。

例をあげよう。ブートキャンプに参加したウェンディ・サックスという女性は、20キログラム弱の贅肉をどうしても落とせずにいた。そのせいで頭がおかしくなりそうだったのだが、それは本人がビーガンだったことが大きかった。栄養の観点からは、非の打ちどころのない食生活を送っているとウェンディは思っていた。それなのに痩せられなかった。**本当に痩せる食事法**でウェンディが学んだのは、自分が適量よりもはるかに多い量を食べていることだった。おまけに糖類をとっていた。穀粉も。間食までしていた。これらを排除すると、ウェンディはまたたく間に幸せで、スリムで、自由になった——よぶんな体重から解放されただけでなく、長年苦しめられていた気分変動からも解放されて。

本当に痩せる食事法は、あなたがやがて持つであろう——あるいはそのためにプログラムに参加することになった——栄養面の目標と調和がとれるようにできている。だが、並びなき力を発揮するのは、体重の問題を永遠に解決することである。[9]

9 1日目──行動開始

行動開始の章にようこそ！　ここまで精読していれば、必要な情報がすべて頭にはいっているはずだから、**脳が減量を妨げる仕組み**や、それを**逆転する食事計画**も理解できているだろう。いよいよ**本当に痩せる食事法**という旅をはじめ、脳を回復させるステップに移るときが来た。本章では、**明確な一線**の１日目をはじめる前にしなければならない事柄をひとつずつ説明していく。

かかりつけ医に相談する

多くの人は早くはじめたくてたまらなくなっているはずだから、このステップは省略したいことだろう。だが、省略しないように強くすすめておく。第一に、もしあなたがいまなんらかの疾患のために投薬治療を受けているのなら、食生活を大きく変える前に医師の同意と関与を得ておくのは非常に重要だ。この計画に合わせて投薬の内容をすみやかに変えなければならなくなるという事態を、わたしはこれまでに何度も見てきている。**本当に痩せる食事法**は、糖類と穀物への依存が遠因となっているさまざまな健康問題を解決してくれることが多いので、薬がまったく要らなくなることはたびたびある。ブートキャンプに参加すると、きわめて広い範囲で連鎖的な回復が見られるのは事実だ。炎症が治まり、善玉の腸内細菌が繁殖し、食事の時間を決めることで絶食時間帯が作られてあらゆる器官の概日リズムが好ましい影響を受け、インスリンとグルコースのシステムがバランスを取りもどし、傷んだ心臓血管がもとどおりになる。必ずそうなると保証はできないが、何年もの経験に基づいて予言できる。だから**本当に痩せる食事法**をはじめることについて、かかりつけ医に意見と指示を求めよう。投薬の調整のためにどれくらいの頻度で来院すればいいか、行動計画を立てておくのもいいだろう。

第二に、詳しい血液検査を受けておいたほうがいい。すすめたいのは、コレステロール、ヘモグロビンA1c、中性脂肪、血圧、空腹時の血糖値、インスリンの基本値、全血球計算など、あなたやかかりつけ医が追跡調査したい数値の検査だ。最近血圧検査を受けたばかりの人は、このステップは省略してもかまわないと思うかもしれない。だが、適切な評価基準がある状態ではじめることを強くすすめる。あなたを取り巻く状況は急速かつ劇的に変化しようとしていて、開始段階のいま自分の体がどうなっているのかを知る機会は二度と訪れないからだ。

「以前」の写真を撮っておく

体重を落とすつもりなら、現在の体重のあなたを鮮明な写真に残しておくといい。喜んで撮りたがる人もいるが、重度の虫歯を麻酔なしで治療すると言われたように思う人もいるだろう。これについてはどうかわたしを信じていただきたい。「以前」の状態の写真を撮らずに**本当に痩せる食事法**をはじめるのは、赤ちゃんのときの写真を撮らずに子供を育てるようなものだ。写真はいましか撮れないし、役に立つ。さらには、写真がなければ、あなたが昔は太っていたと言ってもだれも信じてくれないだろう。証拠がないわけだから。[1]

もうひとつの選択肢として、**本当に痩せる食事法**をはじめる前に動画を撮影し、その後も節目節目で撮影するという手がある。この冒険に乗り出す前のあなたはどんな見かけをしている？　冷蔵庫の様子は？　クローゼットは？　あなたはどう感じている？　創造力を発揮して、開始時点のあなたを独自の方法で残してもいい。たいした手間ではないはずだ——今日ではどんなモバイル端末でもきれいな動画が撮れるのだから。

キッチンを片づける

食事計画に含まれないものはすべて寄付するか譲るか捨ててしまおう。冷蔵庫のドアポケットを確認し、糖類や甘味料が最初の3つの原材料に記されているドレッシングやソースや調味料は残らず処分しよう。

もちろん、ひとり暮らしならこれはかなり簡単だ。ひとり暮らしでないのなら、同居人が食べたいものは残しつつ、できるかぎり処分しよう。状況によっては、冷蔵庫の棚やキッチンの戸棚のひとつを自分の食べ物専用にするのもいい。逆に、同居人の棚を作るという手もある。彼らのスナックやお菓子を抽斗（ひきだし）や戸棚にしまってもらえば、目にしなくて済むようになる。あれこれ工夫して、引き金をなるべく減らせるように片づけよう。

買っておくべきもの

わたしはものを貯めこむほうではない。最新のツールもすごいツールも要らないし、雑然としているのはきらいだ。しかしながら、この旅を成功させるために必要なものがいくつかあることは学んでいる。エヴェレスト登山のようなものだと考えるといい。正しい装備があるかどうかで、登頂に成功するか、岩棚のテントにとどまるかが決まってくる。以下のリストはあなたが買うべきものを分類したものだが、ウェブサイトでも随時更新していく。

1 デジタルの秤

カロリー測定器とか栄養素の情報とかプリンターとかが付属した高級機種は必要ない——ありふれた昔ながらの料理用の秤で充分だ。しかし、必ずデジタル表示のものを選ぼう。あなただって、針が目盛りのちょうど上にあるかどうかをいちいち見極めなければならないのはいやだろうし、計量皿にレタスを押しこむことに手を煩わされるのはなおのこといやだろう。デジタルの秤はスーパーマーケットやホームセンターで売っているし、ネットでも買える。大きな容器や皿を置いても読めるように、ディスプレイ部分を手前に引き出せる機能があると望ましい（これはほんとうに便利である）。また、1分後か2分後に電源が自動的に切れる機能は要らない。自分で電源を切る秤なら、いちいち電源を入れなおさなくても、切ったサラダ野菜をゆっくり加えていくことができる。実のところ、デジタルの秤でも品質が高いものとあまり高くないものとのあいだには、まさしく雲泥の差がある。これは自信を持って言える。わたしにはずっと前から人にすすめている長年のお気に入りの秤があるのだが、将来もっとすぐれた品が発売されたら、ウェブサイトで紹介するつもりだ。

2 携帯用の食品容器

3個か5個セットの、軽いプラスチック製の半使い捨て容器は役に立つ。最近の製品は改良されていて、電子レンジや食器洗浄機や冷凍庫に入れても安全だ。これらは電子レンジであたためても毒性を帯びない化学物質から作られているが、プラスチック製の容器に食品を入れて電子レンジであたためるのが不安であれば、ランチバッグに入れるには重いが、ガラス製かパイレックス製の容器をたくさん買うといい。保温か保冷の機能がほしいのなら、サーマルランチバッグの購入も検討しよう。

なお、サラダ用の油や酢を入れたいのなら、インターネットで「滅菌標本カップ」を検索するといい。そう、病院で使われている品だ。大きさは申しぶんないし、液漏れの心配もない！

3　食事日記

食事について書きこむための小ぶりの特別な日記帳を買おう。キッチンの冷蔵庫のそばに置いてペンを添えておく。

4　感謝の日記

ベッドのそばに置いて寝る前に書きこもう。これも見た目が気に入ったものを買うといい——つづける気になるからだ。この行為は、気分だけでなく、健康や人間関係や生活の質全体にもたいへん好ましい影響を与えてくれる。

5　5年日記

2010年からわたしは毎晩、5年日記を（もちろん感謝の日記とは別に）つけはじめ、それからずっと、ひと晩たりとも欠かしたことがない。この日記はすっかりお気に入りになっている。どういう作りかというと、1年の日付ごとに1ページが割り当てられ、1ページは5つの欄に区切られている。各欄は数行ほどで、そこにその日の出来事をまとめて書く。365日ぶんを書き終えたら、はじめに戻る。以後は1年前のその日に書いた内容を読める。これは実に楽しいし、**本当に痩せる食事法**のような重要な旅をはじめるのにうってつけである。

6　体重計

高品質の体重計を用意しておこう。針の下で数字が弧を描いて動くアナログ式は、最近では賢い選択とは言えない。デジタルで、0・1キログラムとか0・2キログラムとかの単位で表示できる、精度の高いものが望ましい。

周囲の支援

研究によれば、減量を友人と実行したり、周囲の支援を受けながら実行したりすると、成功する可能性が高まる。[2] だから友人を引きこもう。周囲の協力を得よう。協力してくれる人に本書の第1部を読ませ、フード・フリーダム・クイズ（感受性クイズ）を受けてもらい、脳の仕組みに個人差があることを話しておくと、きわめて効果的だろう。いっしょにこの旅をはじめてくれる友人を見つけられればなおいい。[3]

1日目を選ぶ

事前準備が済んだら、つぎは1日目をいつにするか決める番だ。これには多少の考慮が必要になってくるし、ジレンマにも悩まされることになる。ある意味では、適した日などないと言っていい——結婚式、出産祝いのパーティー、感謝祭など、「食べる機会」になりうる予定が、いつだってあなたのカレンダーには書きこんであるはずだからだ。長期にわたって幸せで、スリムで、自由でいつづけたいのなら、休日やクルーズ旅行や特別な機会があっても持ちこたえられるプログラムが必要になる。わたしはしょっちゅう旅行しているが、明確な一線は守れている。誕生日も祝うし、パーティーにも行く。世界とかかわりながら生活しているし、あなたの前にこのプログラムをはじめて成功を収めた何千もの人たちも同じだ。わたしたちは隠者ではない。このプログラムの強みは、したがうべき明確なルールを設けることにある——そしてあなたがそれにしたがうのを助けることにある。

それゆえ、特別なイベントが近いうちにあってそれを切り抜けられそうにないからという理由だけで、はじめるのを先延ばしにする必要はない。**本当に痩せる食事法**の最初のブートキャンプは10月末に開始されたので、参加したらさっそくハロウィンがあり、ほどなく感謝祭があった。それでもこのブートキャンプは大きな成功を収めた。つまり、やり遂げられるだけの余裕を作り出し、集中すればいい。もちろん、はじめる前に何か終わらせておきたいことがあるのなら、そうしてもかまわない。

最後には

かかりつけ医から同意を得て、「以前」の写真や動画を撮影し、デジタルの秤をすぐ使えるようにカウンターに置き、周囲の支援もとりつけたのなら、食料雑貨品店に最初の数日ぶんの食料を買いにいく頃合いだ。本書を持参し、食事計画のそれぞれのカテゴリーから充分な量の食料を買おう。たぶん野菜は予想よりも多く必要になるだろうから、まとめ買いしておくといい。急速冷凍した野菜や缶詰の果物も——もちろん、シロップではなく果汁に浸けてあるものを——予備として買っておく。

チェックリスト

1　健康診断
2　「以前」の写真
3　キッチンの片づけ
4　購入品
　a　デジタルの秤
　b　携帯用の食品容器
　c　食事日記
　d　感謝の日記
　e　5年日記
　f　体重計
　g　食料
5　周囲の支援
6　1日目を選ぶ

1日目──成功する日の中身

ユダヤ教やバハーイー教などの多くの宗教では、1日は午前0時ではなく日没時にはじまると考えられている。**本当に痩せる食事法**でもそうだ。1日目が成功するかどうかは、前の晩の準備に大きく左右される。簡単なチェックリストを載せておこう。

1 冷蔵庫の中を見て、翌日に何を食べるか決める
2 冷蔵庫のそばに置いてある日記を手に取り、いちばん上に「1日目」と書く
3 翌日の日付を書く
4 翌日に食べると決めたものを書き留める

前の晩はゆっくり休もう。もうすぐ異世界に飛びこむことになるのだから。

1日目の朝を迎えたら、開始時の体重をはかろう。体重をはかるときは必ず、起きてトイレを済ませた直後の朝一番に裸ではかるようにする。

体重をはかる頻度

体重をはかる頻度には、3つの選択肢がある。どれを選ぶかは人それぞれであり、正解はない。いずれも賛否両論があるので、説明しておこう。どれが自分に最も適しているかを判断していただきたい。

月に一度

明確な一線を利用してよぶんな体重を落とし、何年もそれを維持している人たちは、つぎのようにすることを強くすすめている。減量の段階では月に一度だけ体重をはかり、目標体重まで5キログラム以内になったら週に一度に切り替え、その後も毎週はかるようにする。月に一度だけ体重をはかる利点は、数字をめぐる頭の中のおしゃべりから早々に解放されることだ。減量には付き物の横ばいや波に惑わされないようにするうえでも役立つ。「**明確な一線**に集中すれば、体重は減る。体重に集中すれば、**明確な一線**を失う」という言い方がされている。何より重要なのは、月に一度だけ体重をはかるようにすると、その日の気分を左右する体重計の力を封じこめられることだ。この選択肢を選ぶのならば、1日目に体重をはかったら、体重計をどこかにしまおう——たとえばクローゼットに。そしてカレンダーの、翌月体重をはかる日にしるしをつける。この選択肢の欠点は、短期間の減量幅がわからなくなることだ。

日に一度

第二の選択肢は毎日体重をはかることだ。減量成功者のデータを収集している全米体重管理レジストリによれば、減量に成功してそれを維持している人たちのあいだでは、この方法が最もよく見られるという。[4] 毎日体重をはかるのが有効であることは、信頼できる研究が裏づけている。毎朝体重計にどんな数字が表示されようとも、感情を動かされずに食事計画を守りとおすことができるのなら、この選択肢は効果的だろう。しかしながら、減量に付き物の横ばいや波に対して、心を強く持たなければならなくなる。体重は前の晩の睡眠時間や、排泄量や、水分の摂取量や、閉経前の女性なら通常のホルモン活動によっても、むやみに増減する。[5] 動揺を抑える方法として、わたしが強くすすめたいのは、体重を毎日はかるのならグラフにすることである。体重がどんな傾向にあるかを自分の目で確かめるのは、減量をつづけるうえで驚くほど強力なツールになる。[6] グラフにすれば、途中で多少の上昇があっても全体としては右肩さがりにあることが目に見えてわかる。

要するに、毎日体重をはかるとあなたは動揺してしまう恐れがあり、これは逆効果である。少し体重が増えただけでその日はやる気がなくなってしまうほど、自分は数字に執着する人間だと自覚しているのなら、毎日体重をはかるのはやめよう。体重で悩む場面は減らすべきであって、増やすべきではない。そういう人の場合はつぎの選択肢を。

週に一度
この第三の選択肢は折衷案だ。第一と第二の選択肢の長所を取りこんでいる——数字に執着する人だとやる気を失ってしまうような、日々の体重の波から距離を置きつつ、体重がしだいに減っていくという進歩を自分の目で見届けられる。第三の選択肢を選ぶのなら、体重をはかる曜日を決めて守りとおそう。

1日目にすべきその他のこと

その日の予定を吟味し、食事を容器に詰めて持っていく必要があるかどうかを考えよう。用心するに越したことはない——外で過ごす可能性が少しでもあるのなら、食べ物を持っていこう。たとえば、午前中に友人に会ってしばらく過ごすが昼食までには家に帰る予定なら、ボーイスカウトの「備えよつねに」というモットーにしたがうのが賢明だ。お弁当を用意しよう。カトラリー、ナプキン、果物を切る鋭いナイフ、塩コショウ、大きな水のボトルも忘れないように。

1日目は、前もって計画した三度の食事を食べることに——そして間食をしないことに——専念する。食べ物の重さは正確にはかろう。170グラムの野菜は165グラムでも175グラムでもない。そのためにサヤインゲンを半分ちぎって取り除かなければならないのなら、そうするしかない。ＢＬＴも忘れないこと――調理中にかじったり舐めたり味見したりしてはだめだ。まな板の上の野菜をこっそり口にほうりこんではいけない。最初のひと口は、食卓の前にすわって何度か深呼吸をしたあとに食べるべきだ。**自分に対する約束を守り、計画どおりのものを食べるとどれだけ気分がいいか、**噛み締めてみよう。こうした正確さの目的は、自分自身に対して誠実で信頼に足る人物になることである。もし何年も、あるいは何十年も、食べ物に関して自分自身を裏切ってきたのなら、いまだけ鶏肉を新鮮な魚に変えたところでなんの価値もない。その魚はあしたも食べられる。まだ傷まないはずだ。

一度に1日ずつ

哲学的に言えば、未来の特定の日に何をするか、真の意味で決めることはできない。1年後にケーキを食べるかどうかはけっしてわからない。いまケーキを食べるかどうか決めることしかできない。問題は、これを永遠につづけなければならないかどうかではない。もう二度とチョコレートを食べられないのか、もう二度とピザを食べられないのか、孫の結婚式でケーキを食べられないのか、大晦日にシャンパンを飲めないのかとあなたは思い悩むかもしれない。きょうが大晦日でなく、孫の結婚式でもないのなら、いまはそれを決めるときではない。いま決めるべきは、きょう何を食べ、何を飲むかである。

わたしが20歳ではじめて禁酒したとき、ミーティングでいつもこんなふうに語る無愛想な老人がいた。「わたしはジミー。アルコール依存症だ。禁酒して35年になる。きょうは酒を飲まない。あしたは飲んでしまいそうだが、きょうはとにかく飲まない」。わたしは「どうしてわざわざ不吉なことを言うのだろう」と思っていた。

きょうすべきことをきょうせよというその意味をまるでわかっていなかった。

だからだれかに「もう二度とデザートは食べないの？　いつまでこれをつづけるの？」と訊かれたら、こう答えている。「きょうこうしていて、とても効果があるように感じている。気分がすごくいいのよ。だからきょうはこれをつづけるつもり。その先はまったくわからないわ」。「きょう」というふうにかぎって考えれば、たいていは心がとても落ち着く。いつもそうではないが、たいていはそうだ。とりあえずいまここでは、無事に過ごせていると思える。わたしは繰り返しこう考えている。「つぎの食事はなんだろう。その食事をちゃんと食べているだろうか。きょう決めたものをちゃんと食べているだろうか」。すると心が晴れる。永遠にこれをつづけるか、きょう決める必要はない。

実際のところ、それを決める必要はいっさいない。一度に1日ずつ、これをこなすだけなのだから。

10 役に立つツール

適切な食事計画さえあれば長期にわたる減量が達成できるのなら、だれもがとっくに痩せている。鍵は食事計画にはない。信じにくいだろうが、これはまぎれもない事実である。何千人もの**本当に痩せる食事法**の参加者を成功へと導いたのは、食事計画を何カ月も何年も守れるように生活を整えてくれる包括的なシステムである。このシステムはいかなるときもわたしたちを助け、支え、道を踏みはずさないようにしてくれる。ここでも重要なのは自動化を実現し、サボターを呼び覚ます脳の部位を活動させないことであり、減量を無理なく自動的に持続できる食べ物を選ぶことである。いずれあなたは、意識せずともそういうことができるようになる。それくらい身に染みつくからだ。

本章では日々の儀式を提案するが、こうした儀式の利点は、**明確な一線式生活**を強化できることだ。加工食品の誘惑に弱い人なら、自制できずにそれを延々と食べつづけるという経験をしたことがあるだろう。日々の儀式は食事計画と連携し、そういう行為に終止符を打つ。脳の回復を助け、自制心をふたたび強め、あなたを訓練して成功へ至らせる。ぜひともつぎにあげる強化策を採用していただきたい。この旅で成功を収めるために、これらは不可欠な役割を担っている。

朝の日課

朝の日課に加えることをすすめたい儀式は3つある。組み入れるためには少し早起きしなければならないかもしれない。ひとつ目はベッドメイキングだ。多くの人はそんなことは当たり前だと思うかもしれないが、ブートキャンプでこの儀式を提案すると、これが目覚めの合図になる人もかなりいる。**本当に痩せる食事法**の参加者はたいてい糖類の副作用に長年悩まされているから、そのせいなのかもしれないが、言われなければベッドメイキングをやろうとしない。ベッドメイキングをやれば、1日を前向きな気分ではじめられる。それは自分とわが家に敬意を払う行為であり、脳にすぐさまこう伝える。「自分だってやればできるということだ。いいぞ！」。

自己啓発のための読書

わたしはずっと前から朝に少し時間を作って、自己啓発のための読書をしている。アルコールとドラッグを断ったとき、毎朝静かにすわって自己啓発書を読むよう指示されたのがきっかけだ。そのころのわたしの朝の儀式は、クリームと砂糖を大量に入れたコーヒーを大きなカップで飲みながら煙草を吸い、心安らかにその日のメッセージを読んで大いなる力に浸ることだった。あれからずいぶん経つが、本質の部分は——コーヒーと煙草はやらなくなったが——いまも生きている。

ここで言っておかなければならないが、**本当に痩せる食事法**は不可知論を貫いている。無神論ではない。神などの存在は知りえないとしているだけだ。だから、**本当に痩せる食事法**のプログラムに霊的なものをどれだけ多く——あるいは少なく——組みこむかは、あなたに任される。わたしは自分が実行していることを包み隠さず話しているが、**本当に痩せる食事法**では信仰を持つことや特別な宗教的行為をおこなうことがなんら必要でないことも強調しておきたい。すべてはあなたしだいだ。しかしながら、祈りや冥想が意志力を補充してくれることは科学によって裏づけられている。[1] これは動かしがたい事実である。

前向きで気分を明るくしてくれる自己啓発書ならなんでもかまわない。朝晩に聖典を読むよう命じる宗教的習慣にしたがっているのなら、それはすばらしいことだ。また、あなたの**本当に痩せる食事法**という旅になるべく具体的に関連した自己啓発書を毎朝読むようにすすめておきたい。ここで出た食物依存症についての考え方に心あたりがあるのなら、それを具体的に扱っている本を入手しよう。1日をはじめるにあたって、ポジティブな考えを持たせてくれる本ならなんでもかまわない。

瞑想

瞑想は驚くほど有益である。研究によれば、瞑想は灰白質(かいはくしつ)の萎縮を遅らせて脳を若く保ち、[2]脳のデフォルト・モード・ネットワークの活動を抑えることで幸福感を高めて心の迷いを減らし、[3]抑うつや不安や痛みを和らげ、[4]集中力と注意力を高め、[5]依存の緩和にも効果がある。[6]

瞑想に途方もない利点があることは、あなたもおそらく聞いたことがあるだろう。だがそれでも、毎日の瞑想を習慣にするというのはためらいを覚えるかもしれない。わたしもそうだった。瞑想をはじめてみたいという思いはずっと前から心の片隅にあったのに、踏んぎりがつかずに引き延ばしていた――が、わたしを指導してくれた人のひとりが、気楽に取り組める考え方を教えてくれた。つまり、瞑想の鍵はただ静かにすわっていることにある。「脚を組んでも、椅子にすわっても、ソファーにすわっても、どういうふうにしてもいいけれど、とにかく何もしないこと。動いたらいけない。活動したらいけない。気を散らしてもいけない。何もしない。30分のあいだは」。

わたしはようやくその気になった。タイマーをセットしてただすわっているよう言われたので、そのとおりにした。何年も前から、わたしの瞑想の習慣はひたすら静かな時間が過ぎていくだけになっている。この30分間、自分の状態を管理しようとして何か特別な努力をしているわけではない。体を動かさないようにしているだけだ。

そういう時間を確保した効果はほぼすぐに現れ、ありのままの自分に対する強い肯定感を覚えるようになった。いまのわたしは、調子が悪くても、気分が悪くても、怒っていても、ひどく空腹でも、食べ物のことを考えたり渇望や執着を感じていたりしても、自分を受け入れられる。そういう感情をかかえてすわり、あるがままにしておくことができる。2003年に瞑想をはじめるまでは、けっしてできなかったことだ。

ただ静かにすわっていることとの利点は、周囲からの刺激とそれに対する自分の反応とのあいだに、少しの間をあけられるようになることだ。うまくすると、それは適切な間になる。いきなり反応するのではなく、そのあいだに自分の反応を選べるようになる。請け合うが、これには人生を変える力がある。

姿勢についてひとこと言っておこう。わたしは蓮華座が組めるほど体が柔らかくない。腰から背に慢性痛があり、脚を組んで数分もすると背中の上部がひどく痛むので、何年も椅子にすわって瞑想していた。しかし、双子を産んだあとは、椅子に体を完全に支えられていると眠ってしまうことがわかった。わたしの名誉のために言っておくと、日々の習慣を守りつづけたばかりに、毎朝その椅子で居眠りをする羽目になっていたわけだ。夜にそれを計算に入れるまでになったのも当然だった。「午後10時に消灯して、目覚まし時計を午前5時にセットするから、今夜は7時間眠れるけれど、朝の瞑想中にもう30分眠れるから、合計は7時間半だ」というふうに。椅子を変えたり、やり方を変えたりして姿勢を直そうとしてみたが、どうやっても朝の瞑想中に居眠りする結果になっていた。

瞑想ベンチを見つけるまでは。

瞑想ベンチは最高だ！　詰め物をした低い椅子で、傾いているから正座をしても体重を支えてくれる。骨盤がちょうどいい角度に傾き、腸骨の上で背骨が完璧なS字曲線を描くので、背中の具合がとてもいい。わたしのベンチは脚が折りたためるので、旅先にも持っていけるし、実際にそうしている。これは画期的な品だ。おかげでもう何年も、朝の瞑想中に居眠りせずに済んでいる。

呼吸に関しては、わたし自身はなんらかの呼吸法を無理におこなってはいないが、否定するつもりもないので、自分に合った瞑想用のアプリやサウンドトラック、呼吸法、マントラを探してみるといいだろう。瞑想の素人でも、インターネットには貴重な情報源がたくさんある。

また、いきなり30分間もやる必要はない。30分は無理だと思うのなら、2分でもかまわない。やれそうな時間からはじめ、そこから積みあげていくといい。あすの朝、2分だけ瞑想をして、そのあとは1日に1分ずつ増やしていけば、ひと月後には30分になっている。30分を目標にする必要もない。研究によれば、定期的な瞑想を10分から15分おこなうだけで、非常に大きな効果がある。[7]

朝は忙しくて瞑想をしている余裕がないことは承知している。朝に瞑想をおこなう秘訣は、目覚まし時計のアラームをいまより早い時刻にセットすることだ。幸い、**本当に痩せる食事法**を実行していると、夕食後にエネルギーを体に入れないので、早起きが楽になる。自然にいまよりも早く眠り、はるかに爽快な目覚めを迎えられる。この新しい環境のもとで、朝に少し時間を作って瞑想をおこなうのは、あなたが思っているよりもたやすい。

それから、ご存じのとおり、わたしは本当に痩せる食事法警察ではない。だからあなたの家の玄関をノックして、「ちゃんと瞑想しているな?」などと問いただしたりはしない。これはあなたの旅だからだ。しかし、瞑想は食べ物に慰めを求める前に感情と思考を管理する方法を与えてくれるから、**本当に痩せる食事法**の習慣に大いに貢献する。それは歯止めになってくれる。

食べるものを確約する

前章で、翌日に食べる予定のものを前の晩にひとつひとつ書き留め、それを忠実に守ることが重要だと述べた。これを1歩進めて、その日に食べるものを確約することをすすめたい。これは単に書き留めることとはちがう。日記帳に書き留めるのは決定のしるしになる。確約はその決定を守るのに役立つ。

食べるものを確約するのは、**本当に痩せる食事法**の重要な要素であり、意志力の負担を減らしてくれる。ある特定の行動をとると口に出して確約したり、人前で確約したりすると、意志力を支えて成功の可能性を高めるのにきわめて効果があることは、数多くの研究が証明している[8]。これは実際に役立つし、身につければ非常に貴重な習慣になる。

確約は夜、翌日に食べるものを書き留めた直後におこなってもいいし、翌朝、1日がはじまる前におこなってもいい。どちらを選ぶにせよ、一度決めたら変えないようにしよう。繰り返すが、意志力の負担を減らす習慣を身につけようとしているからである。

実行の方法は何種類かある。

1

第一の選択肢は、**本当に痩せる食事法**のオンラインサポート・コミュニティ内で確約するという方法だ。ここにはあなたといっしょにこの旅を歩んでいる同志たちがいる。食べるものをオンラインサポート・コミュニティで確約する利点のひとつは、このコミュニティがつねにあなたを待っていることだ。あなたの電話に出ないこともないし、プログラムをやめることもない。ずっとあなたのためにいつづける。だから食べるものを確約する場として、いつも頼れる。そうした理由から、これは実に賢明な選択肢だとわたしは思っている。

2

第二の選択肢は、現実世界でほかの人に伝えることで確約するという方法だ。これの利点は、特定の個人が確約に関与していて、その人に対して説明責任があると認識できることだ。確約を守れたと翌日その人に伝えるのはとても気分がいい。これは非常に強固な約束になる。

3

第三の選択肢は、なんらかの儀式を通じ、自分自身や神に対して食べるものを確約するという方法だ。宗教を信じているのなら、ひざまずいて食事計画を読みあげ、「神よ、あすはこれだけ食べて、ほかには食べないと確約します」と言うのがいいだろう。高次の自分が存在すると信じている場合も、同じようにできる。食事計画を読みあげ、「あすはこれだけ食べると高次の自分に確約します」と言おう。自分自身や神に確約することの唯一の欠点は、人前でおこなわないことだ。研究によれば、他人に伝えるなどして人前で確約すると、非常に大きな効果がある。[9] どの方法が自分に合うかを判断し、あとはそれを守りとおそう。ここでも一貫性が鍵になる。

最後に言っておくが、複数の方法を使うべきではない。ひとつの方法を守りとおすのが最善だ。なぜなら、友人に伝え、なおかつインターネット上に投稿して確約するようにしていると、一方にしか確約できない日がいずれ訪れたときに、確約が中途半端に感じられてしまうからである。そういう事態は避けるべきだ。

わたし自身は、**本当に痩せる食事法**をはじめてから2、3年のうちは、食べるものを毎日確約していた。いまはもう確約していない。あなたもきっと、確約をいつまでもつづけなくてよくなる。とはいえ、早まらないようにしよう。確約をおこなわなくても食事計画を毎日守りとおせるという自信が持てるまで、わたしは何年もかかった。月単位ではない——年単位だ。だからまずは食べるものを確約する方法を見つけ、実行に移し、習慣化して、結果を見届けるようすすめたい。大いに役立つはずだ。

夜の日課

本当に痩せる食事法とともにはじめるべき最も重要な夜の日課は、翌日に食べるものを書き留めることである。冷蔵庫のそばに置いた小さな食事日記を使ってもいいが、夕食を済ませたらすぐに取りかかろう。そのうえで、確約を夜におこなう場合は、翌日に食べるものを確約しよう。これで翌日のつとめはおおかた片づいたようなものだから、くつろいで過ごせる。翌日は書き留めたものを忠実に食べるだけでいい。土壇場で決断する必要はないし、疲れて意志力の切れ目で弱くなっているときに葛藤をかかえる必要もない。選んだものを食べると、満腹でくつろいでいるときに確約するだけでいい。

そのあとベッドにはいったら、明かりを消す前に感謝の日記を出して、1日を少し振り返ってみよう。これまでに感謝の日記をつけたことがないのなら、「3つのよかったこと」と呼ばれる練習からはじめるといいだろう。この仕組みは単純だ。毎晩その日にうまくいったことを3つ書き、なぜうまくいったのかも簡単に記す。単純な練習だが、効果は絶大だ。注意が向く先を変えてくれるからである。わたしたちは生活していてうまくいかなかったことにはすぐさま気づく——これはわたしたちが食物連鎖の頂点に立つ前、生き延びるのに役立つ適応行動だった。だが今日では、ネガティブなことにこだわっていると不満ばかりをいだきやすい。ペンシルヴェニア大学の心理学教授で、『ポジティブ心理学の挑戦』(宇野カオリ監訳、ディスカヴァー・トゥエンティワン)などの著書があるマーティン・セリグマン博士は、こう述べている。

感謝する人たちは、より幸福で、健康で、満足している傾向がある。感謝するとストレスに対処しやすくなり、心拍にも有益な影響を与えうる。実験によると、1週間だけでも毎晩感謝するようにした人は、1カ月後、3カ月後、6カ月後でも幸福を感じやすく、抑うつを感じにくくなっていた。[10]

この3つはたいしたことでなくていい。「朝食の重さをはかった。とてもおいしかった。満腹になった」くらいの簡単なものでかまわない。

そのうえで、なぜそれがうまくいったのかを考えよう——食べ物の重さをはかり、**明確な一線式**の朝食を食べて満腹になったことを、どうして思いついたのか。食べ物の重さをはかる時間を作り出し、ようやく自己管理ができたと認識したからかもしれない。あるいは、きのうとおとといの適切な行動のおかげで体が順応し、きょうはじめて満腹感を覚えたからかもしれない。こういったものが理由になる。なぜそのいいことが起こったのか。現在あるいは過去にあなたが何をしたおかげで、また現在あるいは過去にほかのだれかが何をしたおかげで、そのいいことが実現し、書き留めることになったのか。そんなふうに考えよう。

つぎのステップは、5年日記にその日の出来事をまとめて書くことだ。書く欄は数行しかないので、時間はかからないだろう。しかし、日ごとに、さらには1年ごとに自分の人生がどうなっていくかを見届けるのは、とても貴重でやりがいのある習慣になるのはまちがいない。

1日の締めくくりとして、寝る前にまた自己啓発書などを読んで心を整えるのもいいだろう。そのあたりはあなたの自由だ。

毎晩のチェックシート

本当に痩せる食事法では、いくつもの長年の習慣を断ち、もっと有益な新しい習慣に替えることが求められる。この新しいライフスタイルを決定し、管理し、確立するためのツールが毎晩のチェックシートである。そこには、食べるものを前の晩に書き留めることから、朝にベッドメイキングをすること、感謝の日記をつけることまで、幸せで、スリムで、自由に生きつづけるために欠かせないことを一覧にする。

わたしの経験から言うと、毎晩のチェックシートを使わなくなってしまう人が出てくるのは、使い方がまちがっているからである。チェックシートには自分がやるべきだと思っていることややりたいと思っていることを載せるのではなく、いま自分がやると確約していて、行動によってそれが証明されることを載せるべきである。もし実際におこなっていることが食べるものを書き留め、**明確な一線**を毎日守り、犬を散歩させることであるのなら、チェックシートにはこの3つを載せる。そしてこれでまったく問題ない。「でも待ってくれ! 感謝の日記も毎晩つけたいんだ!」と魂が叫ぶのなら、それも毎晩のチェックシートに載せよう。チェックシートは成長し、変わっていく。こまめに修正しよう。

また、体重測定の方針もカスタマイズする必要が出てくるかもしれない。日に一度ではなく週に一度体重をはかっているのなら、毎週の測定日にはこんな項目を加えてみよう。「きょうは体重をはかったが、ほかの曜日にははからない。結果はこのとおり。先週からこれだけ変化している」。ほかの曜日にはこう記そう。「きょうは体重のことを考えず、体重計に乗らなかった」。

毎晩のチェックシートをいつも使っていれば、人生で重要な事柄を新たに習得するための強力なツールになる。例をあげよう。何年か前、わたしはスピード違反の切符をつづけざまに2枚切られたことがある。反則金は信じられないほど高く、ひどく恥ずかしい思いをさせられた。

自分は責任感のある冷静沈着な人間だと思っていたから、時速140キロメートルも出してしまって同じ警官から二度も切符を切られたのは悔しかった。

そこで自分の毎晩のチェックシートにこう書き加えた。「きょうは制限速度を10キロメートル以上超えなかった」。そしてゆっくりと分別のある運転をするのが習慣として根づくまで、それを残した。いまはもう削除してある。

その日に完了した習慣的行動のすべてを、寝る前に確かめる習慣を身につけよう。研究によれば、何か習慣化したいことがあるとき、それをやれたかどうかはっきりと監視、確認していると、成功の可能性は高まる。[11]

緊急行動計画

緊急行動計画（EAP）とは、切羽詰まった状況で使う一連のツールのことだ。適切な習慣を身につけることの代わりになるものではない――「もし・ならば」の習慣とわたしは呼んでいる。たとえば、もし外出しているときにほかの人たちが食べているものを自分も食べたいという衝動が湧きあがってきたならば、その場から離れてトイレへ行き、緊急行動計画を発動させる。特にはじめのうちは、食事計画に含まれていないものを食べたいという衝動が起こりやすいので、これが必要になってくる。もしかするとそれは1時間ごとかもしれないし、1日ごとかもしれないし、たまにかもしれない。しかし、たとえ1ナノ秒ごとに起こったとしても、心配は要らない。わたしたちがついている。

当面の誘惑に抵抗するのに大いに役立つと研究からわかっているものが5つある。これらは意志力を補充し、あなたを正しい道へ引き戻してくれる。

1　周囲の支援

最も効果的なツールは人とのつながりである。[12]だから電話をかけたりメールを送ったりできる友人や頼れる仲間がいるのなら、そうするのが最善だ。人とのつながりはオンラインサポート・コミュニティでも得られる。レストランにいるときやパーティーに出ているときでも、時間を選ばずにすみやかに投稿できる。長い文章にする必要はない――正直に助けを求める短いメッセージを書きこむだけで効果はある。「いますごく苦労してる。パーティーで。食べたくてたまらないけど、絶対に食べないとみんなに確約する」。こんなふうに投稿すれば、あなたのために愛情と応援がこれでもかとばかり注ぎこまれる。夜遅くに帰宅したら、ほかの人たちが返信してくれたコメントや応援メッセージをひとつひとつ読める。これはつながりを実感できるすばらしい方法だ。

わたしの**本当に痩せる食事法**の旅で、周囲の支援は正しい道を歩ませてくれるまさに唯一最大のツールだった。もっとも、わたしはきわめて外向的な人間で、感受性スケールの点数は10点だ。何百もの人たちにことあるごとに助けてもらわなくても、あなたはやっていけるかもしれない。自分に合った支援のレベルを見極めよう。たいていは支援が多ければ多いほどいい。あますところなく、ぞんぶんに活用しよう。渇望に襲われたら、オンラインサポート・コミュニティに投稿したり友人にメールや電話で相談したりするのを習慣にしよう。

2 祈り

当面の意志力を補充するために、研究によって有効性が証明されている第二の方法は祈りである。[13] あなたがふだんから祈っているのなら、これは朗報だ。何度でも祈ろう。その場から離れてトイレへ行こう。少しだけひとりになれる場所で、食べたいという誘惑から救ってくれるよう神に祈ろう。強さを与えてくれるよう祈ろう。祈りの文句は好きなものでいい。しばらくすわって、助けを請おう。そして食事計画からはずれずにその日の残りを乗りきれたことを見届けよう。これも非常に強力なツールだ。

3 瞑想

パーティーやレストランへ行ったときなら、中座してトイレへ行こう。そこですわって深呼吸し、心と体をしばらく落ち着かせよう。5分も瞑想すれば、意志力を補充できる。[14]

4 感謝

あなたがどこにいようとも、たとえばパーティーやレストランへ行ったときでも、感謝に意識を向けることはいつだってできる。レシートの裏に感謝のリストを手早く書き留めてもいいし、スマートフォンに打ちこんでもいいし、頭の中で感謝してもいいし、友人に感謝のことばをささやいてもいい。感謝に意識を向けるのは、誘惑を和らげるのに驚くほど効果がある。[15]

5 奉仕

最後の方法として、自分自身のことを考えるのをやめ、他人のことに集中すれば、自分だけに関連した何かに執着するのはやめやすくなる。奉仕をはじめてみよう。食物への依存は孤独でひとりよがりな、心を麻痺させる現象だ。[16] 奉仕はこのすべてを吹き飛ばしてくれる。「奉仕」の定義は、他人にとって喜ばしいことや親切なことをする行為のすべてにおよぶ。賞賛するのでも、微笑みかけるのでもいいし、地域の奉仕活動に参加するのでもいい。レストランやパーティーでは、隣の人に顔を向けたり、ひとりきりの人を捜したりして、会話を試みよう。子供と遊ぼう。皿を片づけよう。何か尋ねてみよう。他人に興味を持とう。とにかく他人のためにそこにいよう。

10年以上にわたり、わたしにとっての奉仕は、自分のコミュニティの人たちが**明確な一線**を見つけてそれにしたがうのを助けることだった。毎朝、瞑想を終えた5時30分から、助けを求める人たちからの電話に出た——1本15分の電話をつづけざまに受けた。減量の旅を案内し、その日に食べるものについての確約を聞いた。これは相手の助けになったはずだが、負けず劣らず自分の助けにもなったと思う。あふれるほどの感謝とつながりを感じながら1日をはじめられたし、かつてはどん底を這っていた自分が、だれかの役に立てていると実感できた。よぶんな体重を落としているときにそういう自信と目的意識をふたたび培うのは、計り知れないほど貴重だ。だからまわりを見まわしてみよう——きっと助けを求める声はいくらでもあるはずだ。自分の力が発揮できる場を探そう。

というわけで、周囲の支援、祈り、瞑想、感謝、奉仕の5つが、緊急時に誘惑を避ける戦略になる。無限に使える6つ目の戦略もある。気晴らしだ。散歩したり、入浴したり、編み物をしたり、パズルを解いたりしよう。何か食べたくなったときは、翌日に食べる健康にいいものをひたすら準備していると、心がとても落ち着く人もいる。キッチンに近づかないようにする人もいる。どうするかはあなたしだいだが、気晴らしになる方法を見つけよう。歯を磨いてデンタルフロスを使うのも悪くない。歯を磨いてマウスウォッシュでうがいをすると、ミントの味が口の中に残って食べ物がほしくなくなることは多い。これはうまい策だ。食べ物から気を逸らしてくれる行為を、前もっていくつか見つけておくといいだろう。

最後に、使うつもりの順番どおりに、緊急行動計画を書き留めておこう。いちばん上にはまず、「食事計画からはずれる前に、必ずつぎの行動をとる」と書いておく。必ずとる行動を5つ以上は記しておき、その紙を肌身離さず持ち歩こう。

第4部

ロードマップ

——正しい道を歩みつづける

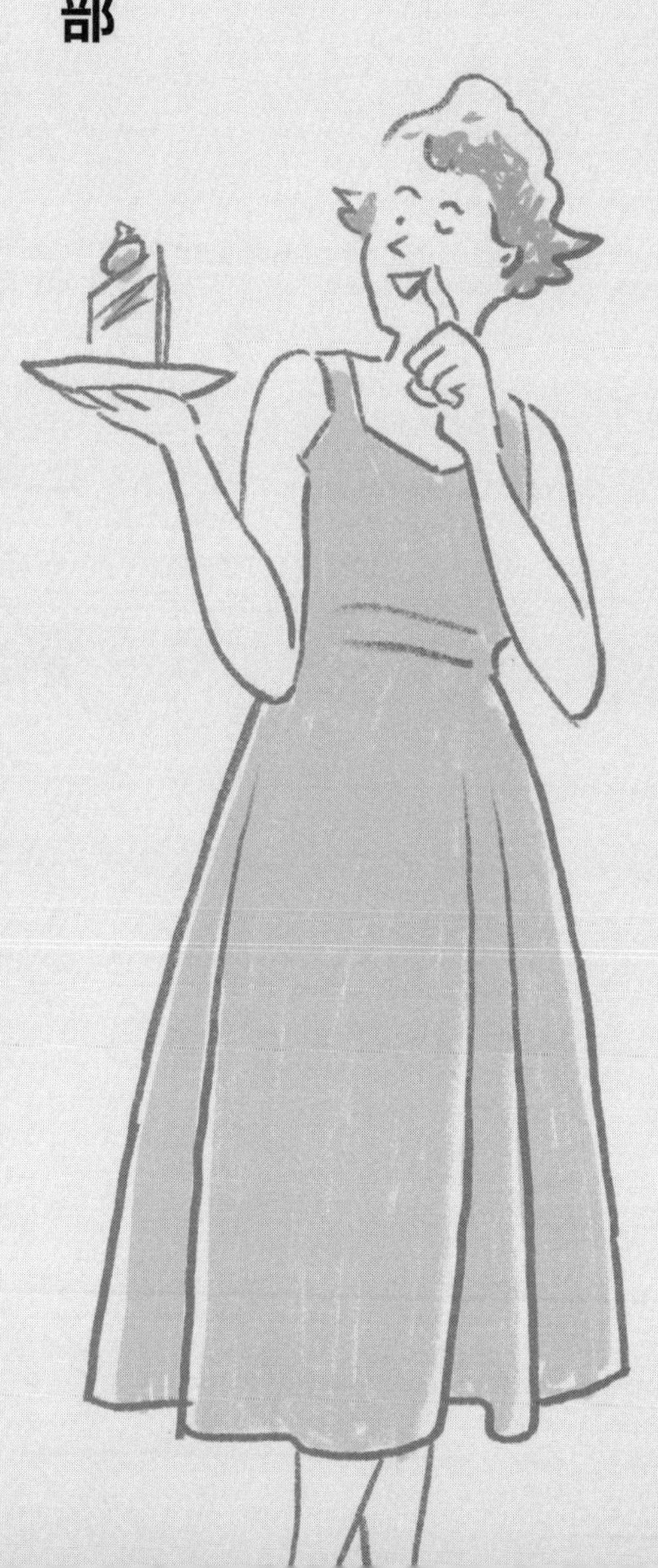

11 明確な一線式生活

本当に痩せる食事法は持続可能な減量を実現するが、それはこれが短期間で一気に痩せるクラッシュ・ダイエットではなく、生涯にわたって減量の解決策となるからである。生きていればいろいろなことが起こる。うれしくて食べたくなるようなことも、悲しくて食べたくなるようなことも。わたしが望むのは、満ち足りた豊かな人生を送り、充分に幸せで、スリムで、自由でありつづけるための指針となる知識を、できるかぎりあなたに教えこむことだ。**本当に痩せる食事法**をあなたが楽しくつづけられるものにしたい。けっしてリバウンドしてもらいたくない。わたしにとって、あなたの幸せはかけがえがない。心からそう思っている。

そこで以下の3つの章では、あなたを妨害しかねないよくある突発事態を取りあげよう。対処法も提案する。紙幅の都合上、ブートキャンプのときほど詳しく論じることはできないが、要点は理解できるはずだ。

減量の段階で何を予期すべきか

9章でも少し触れたが、生理学的に見て、減量がいくつかの理由から体にかなりの負担を強いるのは事実だ。第一に、脂肪細胞は増やしたり減らしたりすることができない——体重の変動に応じて肥大、萎縮するだけだ。脂肪細胞が縮むと、体調に大きな影響が出るが、それはこの細胞がいわば体のごみ集積場だからである。脂肪細胞はあらゆる種類の毒素を、ときには文字どおり何年も貯蔵する。[1]

脂肪細胞は脂肪だけをたくわえているのではない。毒素の貯蔵場所にもなっている。減量によって脂肪細胞が縮むと、貯蔵されているものはどうなるか。細胞膜の外へ出て、血中に中身が放出される。[2] 脂肪はエネルギーとして燃やされ、毒素は肝臓で処理される。毎日毎日、毒素がこれでもかとばかりに体内を流れることになる。だから水をたくさん飲んで毒素の排出を助けよう。そして疲労を感じるのを予期しよう。また、貯蔵された脂肪からは大量のエネルギーを得ることになるが、これは体が好むエネルギー源ではない。このことも減量中の何カ月間か、体調が万全ではない理由になっている。

疲労は代謝をまかなえるだけのカロリーを摂取しないことも一因だが、体重が減るのはそのおかげでもある。**代謝は通常時の70パーセントから90パーセントにまで低下すると予期してお**

こう。[3]代謝低下の原因のひとつは、代謝のエンジン役である甲状腺ホルモンが減ることにある。血液検査をおこなうと、甲状腺機能低下症と似た数値が出る。ある意味では、この病気そのものだと言っていい。だがこれは、カロリーの摂取量が減ったことによる一時的な甲状腺機能低下症である――体が望んだ状態であって、治療する必要はない。維持の段階へと移り、もっと食べるようになれば、おのずと解消される。こうしたことはすべて、減量に対する体の自然な反応である。減量が体にとってストレスの多いものであるのはまちがいない。しかし、わたしたちの指導する食事計画は、極端な空腹感を覚えることなく、長期にわたって減量をつづけることを可能にしてくれる。

あなたはこんな疑問を持つかもしれない。「その点はもっと懸念すべきでは？　代謝はもとどおりになってくれないのでは？」と。代謝はもとどおりにならないと主張する研究があるのは確かだ。リアリティ番組の《ザ・ビゲスト・ルーザー》で、極端なカロリー制限をおこなった出演者の代謝が回復しなかったと示す有名な研究もある。[4]重要なことを言っておくと、**本当に痩せる食事法**で同じ事態が起こった証拠はひとつも出てきていない。目標体重に到達し、維持の段階へと移ると、人々は驚くほどたくさん食べられるようになり、渇望はほとんど感じないし、たいていは空腹もまず覚えなくなる。したがって、警戒する理由はないと考えられる。長期的に見れば、減量は健康に最善の行為にほかならない。減量の好ましくない副作用は、すべて一時的なものだ。

本当に痩せる食事法をはじめたばかりのころに疲労を感じるのは、わたしたちの大半がカフェインと糖類を自然な限界を押しあげるのに用い、強壮剤として追加するのが習慣になっていることも理由だと思う。それがもうできなくなれば、体力を使い果たしたように感じるのも仕方がない。体は長いあいだ必要としていた休息をようやく求めるようになる。

したがって、疲れているときは休むことだ。休めないのなら、せめてゆっくり動こう。7章で述べたように、こういうときはウサギのスリッパを履いていると想像してみよう。これこそが初期の減量の段階でとるべき態度である。なぜなら**減量はとても疲れるからだ**――**が、それは一時的なものにすぎない**。何千もの人々を指導したわたしの経験から言って、**疲労感は90日目までにはたいてい消える**。もっと長くつづくときもあるが、ずっと早く終わるときも多い。疲労の段階をひとっ飛びにして、**本当に痩せる食事法**をはじめたとたんに絶好調になる人もいる。いずれにせよ、**やがては体にエネルギーが満ちあふれるようになる**――1日中、変わらずに。だから腰を沈め、ボールをひたと見据えて、しばらくは辛抱しよう。

減量について周囲にどう伝えるべきか

体が変わりはじめると、まわりの人からどうしたのかと訊かれるようになるかもしれない。お節介でうっとうしく感じるかもしれないが、相手に悪気はない。ただ興味を持ち、好奇心に駆られているだけだ。どう答えるかはあなたしだいである。わたしは自分がどういう理由で何をしているか、だれにでもいつだって包み隠さずに話している。なぜそれを食べないのかとしつこく訊かれ、詳しく話したくないときは、「食物アレルギーがあって、敏感に反応してしまうのが最近わかったのよ」と言えばいい。これは事実にほかならない。糖類や穀粉に敏感に反応するというのは、わたしにしてみればずいぶん控えめな表現だ。わたしが糖類や穀粉を体に入れたら、執着と渇望と肥満の引き金になってしまう。本書でそれはアレルギー反応に等しい。

それにわたしは、糖類と穀粉を長いあいだ控えたあとで、ふたたびそれを口に入れたとき、体が激しく反応するのを経験したことがある（インフルエンザのような症状やじんましんや頭痛などの生理学的影響が現れた）。だから自分は糖類アレルギーであり穀粉アレルギーなのだと、いまでは本気で信じている。まわりの人は同意していない。けれども、比喩だろうと生理学的な事実だろうと、役に立つのは確かだ。こんなふうに説明できる。「食物アレルギーがあって、敏感に反応してしまうのがわかったのよ。だから糖類と穀粉はやめているのだけれど、そのおかげでとても調子がいいの」。

あるいは、もしほかの症状を——関節炎や偏頭痛や不眠症を——患っていて、**本当に痩せる食事法**によって症状が軽減されたのなら、それをつねに口実にすることもできる。こう言ってみよう。「食事から糖類と穀粉を除くことを試してみたら、頭痛がずいぶんよくなったから、いまも食べないことにしているの」。

頭に入れておくべきは、だれもたいして気にしていないということである。人々の関心の的は、あなたではない。自分自身である。だからこんな手も使える。だれかが本気で興味を持っている様子なら、おそらくそれは向こうも食べ物で問題をかかえているからである。この機会を利用して、その人を助けてあげよう。過食というみじめな苦しみから抜け出すためのロードマップを教えよう。「わたしは糖類と穀粉をやめたの」と言うだけでも、播(ま)いた種がのちに美しい花を咲かせるかもしれない。

家族の食事と責任の分担

3人の娘がいるわたしにとって、このテーマは何よりも重要だ。わたしはこのテーマに詳しくもある。大学で食事心理学を何年も教えていたからであり、その講義では子供の食事心理学という単元もあったからだ。この分野でわたしがもっぱら引き合いに出すのは栄養学者のエリン・サッターである。[5] サッターの食事思想は**本当に痩せる食事法**とはまったく異なるので、調べるなら覚悟していただきたい。サッターは食物依存症をまったく信じていない。「有能な摂食者」と本人が呼ぶものを信じていて、[6] これは充分に配慮したうえで食事の時間に好きなものを好きなだけ食べる許可を自分に与えるという。太っていても心配は要らないそうだ。サッターと話したわたしは、これについては互いに同意できないという点で同意することになった。「有能な摂食者」はわたしにはまったく役に立たなかったし、感受性の点数が高い脳を持った人にもやはり役に立たないだろう。感受性の点数が低い人には大いに役に立つ見こみがある。

つまり、子供の食事に関しては、サッターの考え方は確かにすすめられるということだ。アメリカでは数えきれないほどの子供が太っているか肥満であるとはいえ、子供はまだ大人ではないのだから、**本当に痩せる食事法**へとわずかでも誘導するのはまちがっていると思う。**本当に痩せる食事法はそれぞれの人が必ず自分で選択すべきものである。**それを望む人のためのプログラムであって、それを必要とする人のためのプログラムではない。

とはいえ、子供たちには健康にいいものを食べてもらいたい。わたしたちはそれを心底望んでいる。では、何ができるだろうか。子供の食事でわたしたちにできる最善の方法のひとつは、食事の時間を守ることだ。あなたが**本当に痩せる食事法**をはじめた親なら、これは願ったりかなったりだ——いままではおざなりにしていた**規則正しい朝食、昼食、夕食を取り入れ**、それがわが子にとってもいいことになるのだから。

サッターの要となる考えで、わたしがきわめて重要だと見なしているのは——そして子供に食事を与えるときにわたしの正気を保ってくれているのは——当人が「責任の分担」と呼ぶものだ[7]。これは食事における親の仕事と子供の仕事を明確に線引きするものである。

親の仕事は、いつ食事をするか、どこで食事をするか、何を出すか決めることになる。つまり**「いつ、どこで、何を」は親が決める**。しかし、食卓に食べ物が並んだら、親の仕事は終わる。**出されたものをどれだけ食べるか決めるのは、子供の仕事になる**。

わたしは幸いにも、最初の子供たちが——双子の娘が——まだ幼かったころに、責任の分担という考えを知った。そのおかげで、子供たちに何かを食べるよう強いたことはない。一度も。子供たちは野菜を食べずにそれぞれの「好物」を食べてもかまわないし、食卓を離れてもかまわない。なんでもひと口は食べてみるということをしなくてもかまわない。皿に載っているものを全部食べなくてもかまわない。食事を出したら、わたしは見ざる聞かざる言わざるに徹する。子供たちが何を選び、何を拒んでいるかに注意を払うこともない。

これがどういうことかと言うと、わたしがデンプン食品を出すとして、子供たちがバターを載せたライスしか食べたくないのであれば、子供たちはそれを食べられる。望むなら毎食ずっと、バターを載せたライスを食べられる。しかし、ありがたいことに――子供たちはそうしない。サッターが見出し、わたしが事実だと確認したのは、**さまざまな選択肢を用意してあとはほうっておくと、子供たちは自由に食べ物に手を伸ばし、味見して、おいしいかどうかを判断する**ということだ。わたしは子供たちが野菜を食べてもけっして褒めない。バターを載せたライスしか食べなくてもけっして目で叱らない。すべて子供たちの自由に任せている。

サッターの思想には、けっして便利な料理人のようにふるまわないというものもある。わたしが食卓に出したものを子供が好まなくても、2、3時間もすればまた食べる機会がめぐってくる。朝食、昼食、夕食に加え、午前10時ごろと午後3時ごろにはおやつが出る。子供たちが「でもこれは好きじゃない！　このごはんには食べたいものが何もない！」とぐずるときもあるが、わたしは「好きじゃないなら食べなくていいわよ」と答えている。それで会話は終わる。子供たちはそのとおりだと知っているからだ。わたしはひと口たりとも食べるよう無理強いすることはない。夕食が済むと、わが家ではいっさい食べ物が出されない。四六時中何かをつまんだり、キッチンへ行って戸棚をあけ、勝手に何かを食べたりするのができないことを子供たちは知っている。

子供がもっと大きくて、好きなときに好きなものをキッチンから取ってくるのに慣れていると、責任の分担を明確に設定するのはむずかしくなってくるかもしれない。そういう場合、親は自分がすぐれた役割モデルになると誓い、食事の時間においしい料理を出すくらいしかできないだろう。しかし、幼い子供に何かを食べるよう強いているのなら、そんな必要はないのだと認識しよう――そうすれば子供がもっと有能な摂食者になりやすくなる。加えて、肩の荷がずいぶんとおりるはずだ。

食事の時間にわたしが自分の**本当に痩せる食事法**に合わせて家族に出しているのは、デンプン食品を入れた大きなボウルと、わたしが食べているものだ――つまり自分のタンパク質と、自分の野菜と、自分のサラダと、自分の果物である。子供に――あるいは**本当に痩せる食事法**を実行していない大人の家族に――適したデンプン食品は、**玄米、全粒のパスタ、カムートスパイラル、キヌア、ハッシュブラウンズ、サツマイモなどだ**。子供には一定量のデンプン食品が必要である。減量の段階のわたしたちのように、タンパク質と野菜だけで生きていくことはできない。

もしあなたが父母か祖父母で、ここまでの**本当に痩せる食事法**の科学を理解しているのなら、子や孫の食べているものが心配になってきたはずだ。わたしも同じ心配をかかえている。レストランのキッズメニューで子供に示される選択肢を見ると、恐ろしくなる。

ささやかだが安心材料を提供しよう。そもそも、子供は穀粉を食べても問題ない。穀粉はつまるところグルコースであり、グルコースはエネルギーとしてすぐに用いられないときに問題を引き起こすが、小さな子供は大量のエネルギーを消費する。だから食べた穀粉のほとんどはそのままグリコーゲンとなって筋肉で使われ、すぐに燃焼される。

糖類はもっと厄介だ。わたしはこうしている。フルーツジュースはいっさい与えないし、ソーダやデザートもいっさい与えない。昼食や夕食の最後になんらかのデザートが出てくる可能性はない。果物さえも出てこない。果物が出されるときは、食事とともに出される。食事の締めくくりには何か甘いものが要ると子供たちに考えてもらいたくないからだ。

わたしの子供たちは、本物のメープルシロップなら、全粒のパンケーキにかけて使っている。ハチミツも使っている。だがそれだけだ。クッキーやパイやブラウニーが置いてあることはない。チップスや穀粉が主材料のジャンクフードも。

外食するときや、パーティーに連れていったときは、もちろん子供は不健康な選択肢に直面することになる。おおむねわたしは大騒ぎしないようにしている。研究によれば、**毎日繰り返さないかぎりは、脳の回路が書き換えられることはないからだ**。[8]脳が書き換えられるのは、長期にわたってある行為を反復したときである。だから自分が正反対のものを与えていれば、最善を尽くしていると思える。**そうした食べ物を諸悪の根源のように扱うのはかえってよくない**と思う。強い興味を持ってしまう恐れがあるからだ。[9]

わたしの目標は、娘たちを好ききらいの少ない大人に育てることだ。もちろん、食べ物にまつわる自分の問題が子供たちになるべく伝染しないように気をつけている。だからたとえば、わたしの体形や体重、わたしが食べているものや食べていないものについては、けっして話題にしないよう肝に銘じている。子供たちにも、体形のことで不健全な話をするのを禁じている。娘たちはごく幼いころ、ときどき自分のお腹が「でぶでぶしている」などとけなすようになった。意味もよくわからずにほかの子供が使っていることばを真似しただけだろうが、わたしはすぐにやめさせた。「やめなさい。この家ででぶとか言うのはなしよ」と。それで子供たちも言わなくなった。この幸運がつづきますように。

最後に、ほかの人の食事に関してひとこと言っておこう。大人の家族や友人の食習慣を心配している人は多い。わたしは大原則としてこうしている。すなわち、親しい人に食生活を変えてもらいたいと思っていて、確固たる理由があったとしても、その話はしない。**他人の食べ物には口出ししない**ということだ。わたしは「**自分の皿だけを見つめる**」。これは同時に、自分の食べ物には自分が責任を持たなければならないことも意味する。いっしょに暮らしているだれかがこれから料理をするところだとしても、その内容を変えるのは自分の役目ではない。自分の食べ物を料理するのは自分の役目である。「**自分の口に入れるものは自分が責任を持つ**」。これに尽きる。

同じことは**本当に痩せる食事法**のコミュニティ内にも当てはまる。**本当に痩せる食事法**をうまく実行しながらも、わたしとはまったく異なる形で実行している人はたくさんいる。わたしなら食べないものを食べたり、わたしならやらない食べ方をやったりしている人もいる。あるいは、わたしなら必ず食べるものを食べない人もいる。どちらにせよ、わたしには関係ない。正直なところ、自分の皿だけを見つめ、何があろうとまわりの人を愛して受け入れることが、わたしにとっては正気を保つ唯一の方法になっている。

このことはまた、**本当に痩せる食事法**が減量だけでなくはるかに多くの面で助けになってくれることの好例でもある――わたしたちはより適切な境界を設け、互いへの依存を減らし、人間関係から食事を切り離している。だれかの苦労にとらわれて、自分自身の勝利を危うくするのはやめよう。

食事の間隔

いつ食事をするべきかも気になる問題だ。大まかな原則を言うと、朝食は朝食の時間に、昼食は昼食の時間に、夕食は夕食の時間に食べ、食事の間隔は4時間から6時間はあける。言い換えれば、**前の食事から4時間以内につぎの食事を食べるべきではないし、6時間以上あいだをあけるべきでもない。**ただしこれが**明確な一線**ではないことを強調しておきたい。ただのガイドラインにすぎない。わたしも4時間以内につぎの食事をするときはあるし、6時間よりずっと長くあいだをあけることもある。生きていれば一大事も起こる。だが総じて、**4時間以上6時間以内のルールは適切なガイドライン**になる。

食事の間隔を4時間以上あけることの利点のひとつは、前の食事を充分に消化できることだ。[10] 4時間以内に食べると、食事の大部分が消化しきれていないことになる。前の食事の大半を片づけてからつぎの食事をするほうが、消化器官にとっては好ましい。

交代制で勤務している場合など、スケジュールが安定しない場合でも、食事の間隔をあける実用的な解決策は必ずある。実例をいくつかあげておこう。

- 「標準的な時間に食事をする」というガイドラインをやめ、4時間以上6時間以内のルールにしたがう。遅番で働いているのなら、たとえ午後でも起きてから2時間以内に朝食を食べ、それを基準にして間隔をあける。
- 4時間以上6時間以内のルールをやめる。一定の時間ごとに休憩がとれないと、食事の間隔が長くあくことになるが、それはそれでかまわない。食間に餓死する人はいない。
- 1日3食ではなく2食にする。勤務時間の関係から職場で食事ができず、食物の摂取を二度にまとめたほうがずっと生活しやすいという人には、これが最善の解決策になる。一般にはすすめられないが、これでうまくいく人たちもいる。

・1日3食ではなく4食にする。職場で一度に10分から15分程度の休憩しかとれず、充分な量を食べる時間がないという人には、3食のどれかを2回に分けたほうが都合がいい。

イメージはつかめたはずだ。肝心なのは、どんな環境だろうとうまくやる方法は必ずあるということだ。繰り返すが、4つの明確な一線は**糖類**、**穀粉**、**食事の時間**、**量**である。軽食や間食をとらずに間隔をあけて食事をとっているかぎり、**本当に痩せる食事法**は実行できている。それで問題ない。

病気のとき

「風邪には大食、熱には小食」ということわざがあるが、風邪のときは大食にも小食にもする必要はない——いつもの食事計画を守りとおそう。しかしながら、インフルエンザのときや、胃の病気で吐き気がするときは、少し話がちがってくる。1日3食は守るべきだが、食事の内容は変えたくなるだろう。朝食の内容を3食すべてで食べるようにしてみよう。オートミールやバナナは胃に収まりやすいが、鶏肉やサラダは戻しやすい。それから言うまでもなく、こういうときは全部食べるルールは無効になる。オートミールをひと口飲みこむのがやっとなら、無理はしない。肉や魚を煮出したスープは、225グラムをはかって食事の時間に食べるのならかまわない。しかし、**明確な一線**は引きつづき適用される——ジンジャーエールや塩味のクラッカーはだめだ。

大腸内視鏡検査についても触れておこう。わたしの知るかぎり、飲んだ下剤が引き金になった人はいないので、躊躇せずに指示にしたがおう。検査前は透明な液体しか飲んではいけないと言われたら、1日三度の食事の時間に飲もう。前処置用の薬剤以外だと、肉や魚を煮出したスープ、同量の水で薄めたホワイトクランベリージュースなどが適している。

代用

意志力の切れ目を埋める**本当に痩せる食事法**の力は、**その場の気分によって何を食べるか決めるという行為を封じる**ことにある。したがって、冷蔵庫をあけて「ピーマンを食べる気分じゃないな。代わりにアスパラガスにしよう」と思ったからといって、絶対に食べるものを変えてはならない。そんな行為には誠実さのかけらもない。とはいえ、しかるべき理由から、食事計画で何かを何かの代用にするのが望ましい場合もある。

1 昼食に魚を食べると書き留め、お昼になったので冷蔵庫をあけたところ、魚が傷んでいた。こういうときは（a）食べてはいけないし、（b）店まで新しい魚を買いにいくのもよそう。ほかのタンパク質を探し、重さをはかって、前向きに生きていこう。

2 わたしが「ママの例外」と呼んでいるものがある。たとえば、夕食にローストチキン、スライスしたピーマンとタマネギ、サラダを食べると書き留めていたとしよう。だが娘が中耳炎にかかったので、午後は小児科の診察でつぶれ、薬局でも待たされたとする。帰宅したのは午後6時30分で、いまからピーマンやタマネギをスライスしている時間はない。こういう場合は、トウモロコシの缶詰をあけ、冷凍食品のベジタブルバーガーを電子レンジであたためる。ピザを注文するのはだめだ。**明確な一線**に則したもっと素朴な食品を選ぶ。子供がいなくても、いずれはその人なりの予期せぬ事態が起こって、前もって決めた食べ物をもっと簡単なメニューに変えるのが賢明になってくることはあるだろう。それは問題ない。

3 なんらかの社会的要因により、その場で食事を変更するのが適切になるときもある。ただし、いつ、どのようにしてこの選択肢を実行するかの判断には、多少の知恵と見通しが必要になってくる。最近のわが家では、ずっと家に閉じこもったまま夜を迎えたときなど、夫が「メキシコ料理でも食べにいくかい」と誘ってくることがある。わたしは「いいわよ」とためらいもなく答えている。メキシコ料理店でも**明確な一線式食事**をとるのは何年もつづけているので、土壇場でも問題なく変更できる。もちろん、毎日そんなふうにしているわけではない。それに、この旅をはじめてから2、3年のあいだは、こうした直前での変更は避けていた。食べると確約したものを食べていたし、夫と外食するにしても、前もって決めたうえで翌日や週末に実行するようにしていた。自由に食べ物を選ぶという権利をわたしが取りもどすまでには長い時間がかかった。とはいえ、はじめのころでも、友人と町に来ていて、自分にはどうしようもない要因のためにレストランに寄ることになったら、外食していた。最も重要なのは食事を抜かないことである。さもないと、あとで大食いするよう誘惑する機会をサボターに与えてしまう。

空腹と満腹

あなたにつきまとって**本当に痩せる食事法**を挫折させかねない2匹の怪物についても論じて

おきたい――それにどうやって親しむかも。ひとつは**空腹**であり、もうひとつは**満腹**である。空腹は緊急事態ではないし、満腹も緊急事態ではないと言っておく。どちらも感覚にすぎない。両方に対して慣れ、ある程度の親近感を得ることは可能だ。

本当に痩せる食事法をはじめる人の多くは、しょっちゅう大食いをしているので、長いあいだ生理学的な意味で実際に空腹を感じたことがない。まぎれもなく空腹だと感じたときでも、すぐさま何かを食べることでその「問題」を解決しようとする。

本当に痩せる食事法ではそんなことはしない。食事の時間まで食べるのは待つ。つぎの食事の前に空腹になることは充分にありえる。減量の段階の食事計画を実行しているときはなおさらだ。代謝をまかなえるだけの量を食べないからだが、そのおかげでたくわえた脂肪が燃焼され、体重が減る。こういう状況のもとでは、空腹になるのは自然なことである。

本当に痩せる食事法の減量の段階で、まったく空腹を感じなかったと報告する人がいるのは事実だ。食事の1、2時間前になると、ほぼ決まって空腹になったと報告する人もいる。めったにいないが、強烈な空腹を感じる人もいる。とはいえ、どう考えても空腹は緊急事態ではない。体内で起こっている興味深い感覚にすぎない。しかし、そんなふうに考えられず、空腹だと徐々にパニックに陥ってしまうのであれば、理由を分析してみよう。記録をつけたり、空腹に親しむ方法を探したりするのもいい。**空腹は激痛とはちがう。かわいい愚痴のようなもので**

ある。お腹が少し騒いでいるだけだ。そしてありがたいことに、たいていは消えてくれる。15分から30分もすれば、完全に消えているだろう。何か食べたからではなく、空腹感は現れたり消えたりするものだからである。**1杯の水とかハーブティーのようなシンプルなものが助けになるときも多い。**だから、空腹に対してちがった考え方をするようすすめたい。それに命を吹きこんでみよう。なぜ空腹が恐ろしいのかと自問したときに、どんな答が浮かんでくるかを確かめてみよう。

空腹と対をなすのが満腹である。もちろんわたしは、お腹がいっぱいになるのが大好きな人間だ。**本当に痩せる食事法**をはじめる前、感謝祭の満腹感は実に心地よかったが、長く人々の手助けをしてきたおかげで、満腹だとひどく不快になる人がいるのも知っている。**本当に痩せる食事法**で必要とされる量を食べると、気持ちが悪くなると報告する人はいる。過食症の既往症があり、過度の満腹感が強力な引き金になってしまうのなら、量を少し減らそう。

同じことを繰り返すが、この不快感と向き合い、それに親しむことをすすめたい。受け入れよう。記録をつけよう。満腹感の何があなたを怯えさせたり、不快にさせたりするのか。満腹感はあなたに何をもたらすのか。

これまであなたは、結局は自分のためにならない形で空腹や満腹に反応してきたはずだ。いまこそそれを改めるべきである。

食べ物のことを考えてしまうときのマントラ

同じようにして、世の中にある「自分が食べないもの」についての考え方も改められる。それにはマントラが適している。マントラとは、力を吹きこんで組みあげ、必要に応じて唱える文句である。わたしには、**本当に痩せる食事法**の旅で実に役立ったマントラが3つある。ひとつ目は、「食べない、何があっても。何があっても、とにかく食べない」というものだ。もちろん、食欲不振になりたいわけではなく、食事計画にないものはひと口も食べないという意味である。たいへんな午後を過ごしていて、車に乗っているときや歩いているときに誘惑に出会った際、このマントラを繰り返しているととても心が落ち着く。「食べない、何があっても。何があっても、とにかく食べない」。

2つ目の、パーティーで何かすすめられたときに非常に有効なマントラは「これは自分の食べるものではない。自分にとっては毒だ」である。声に出して言うわけではなく、自分だけに聞こえるようにつぶやくだけだ。その食べ物がおいしいごちそうではなく、猛毒だととらえなおすのは大きな効果があるし、事実にほかならない。わたしにとって、そういう食べ物は人生を毒する。体を毒する。渇望と執着で心をゆがめる。自尊心を損なう。気分を悪くする。以前のようにそれを食べつづければ、10年ともたずに命を落としてしまう。まさしく毒なのである。

3つ目のマントラは、「神よありがとう、これは自分の食べるものではない」だ。神を持ち出したくないのなら、「ありがたい、これは自分の食べるものではない」と言うのでも、ただ「これは自分の食べるものではない」とだけ言うのでもいい。

本当に痩せる食事法の旅をはじめてから半年後、わたしはオーストラリアのシドニーにいた。目標体重まで、あとわずか2キログラムほどにまで迫っていた。だが、適切な対応をしていなかったために甲状腺機能低下症が悪化して疲労に苛まれ、その報いとして食べたいという欲求に襲われていた。毎日のように渇望と必死に戦っていた。しかし、そのころには勝利を収めつつあった。ある日のこと、博士課程後に研究員として勤めていたニューサウスウェールズ大学へ行くため、わたしはバス停で待っていた。前にカフェがあり、ショーウィンドウにケーキが並んでいた――何段も。いつもはそのバス停で待つとき、ケーキの前に立たなくてもいいように、隣の店（確か本屋だった）へ行き、そこで待つことにしていた。

だがその日は激しい疲労とホームシックに襲われていたために、ついウィンドウ越しにケーキを眺めてしまった。ただ見たのではなく、吟味した。これはどんな味がするのだろう、あれはどんなにおいがするのだろう、食べるのならどれにしようかと想像した。わたしの中では、それはあくまでも仮定の話だった。「実際に食べるわけじゃないから大丈夫。見ているだけ」と自分に言い聞かせていた。

わたしはバスに乗って大学へ行った。翌日、同じバス停でまた待った。そして店にはいり、ケーキを注文した。ひとつでやめられなかった——食べつづけた。そのまま狂ったように3カ月間食べつづけ、痩せたぶんはすべてリバウンドしてよけいに太った——3カ月でサイズは7号から27号になった。人生で最もつらい日々だった。どうしても食べるのをやめられなかった。

しかし、数カ月後にはようやくプログラムを再開し、増えた体重をすべて落とせた。それ以降はずっと痩せている。この経験からわたしが学んだのは、思考には非常に強い力があるということだ。わたしには、食べ物のことで想像にふける余裕がまったくない。もし心が迷いこんでいるのに気づいたら、すぐさまそのような考えを頭から締め出すようにしている。「これは自分の食べるものではない。自分にとっては毒だ。食べない、何があっても。何があっても、とにかく食べない」と唱えて。

ブックエンド

本章の締めくくりに、食事計画にないものをつまんでしまいそうな苦しい状況で役立つささやかな手段を伝えておきたい。たとえば**本当に痩せる食事法**を開始してからはじめて映画を観にいくときや、おいしいものが並ぶ店で食料品を買うときや、結婚式に出席するときや、友人から夕食に招かれたときに使える。イメージはつかめるはずだ。こうした厄介な状況に置かれるのがわかっているときは、ブックエンドと呼ばれる強力なツールを使ってみよう。ブックエンドは、並べた本の両側にあてがう本立てだ。だから何かのイベントでブックエンドを使うというのは、こういう感じになる。

問題のイベントが結婚式だとしてみよう。結婚式の前、こんなふうに誰かにメールを送る。「今夜結婚式に出るんだけど、不安なの。誘惑に駆られると思うけど、緊急行動計画はしっかり頭に入れてあるし、誘惑に負けそうになったらそれを発動させると確約する」。

イベントが終わったら、こう伝える。「誘惑に負けなかった。すごくいい気分！ 応援してくれてありがとう」。

ブックエンドを使う、つまり**あとで勝利の報告をするのだと前もってわかっているだけで、困難を切り抜けられるはずだ。**

12 レストラン、旅行、特別な機会

明確な一線を守る生活は、現実の世界で犠牲を最小限に抑えながら生涯にわたってつづけられるように、弾力性と柔軟性に富んだものになっている。わたし自身は社会的動物そのものだ。外食もするし、信仰を同じくする人たちと祝日をよく祝っているし、仕事でも遊びでもしょっちゅう旅行をしている。それでも自分の**明確な一線**を遵守している。望みをすべてかなえるのは可能だ。しかしながら、それには念入りな準備と計画が必要になってくる。本章では、家の外での実践法を扱う。

レストラン

正直なところ、最初の30日間はなるべく外食は避けたほうがいい。危険を冒してレストランへ行く前に、**本当に痩せる食事法**の習慣を身につけておくほうがずっと役に立つ。外食はもちろんしてもかまわないのだが、家での食事に比べ、どうしても道を踏みはずしやすくなる。そのいちばんわかりやすい理由は、レストランに秤は持ちこみづらいので、目分量で食べなければならなくなることだ。これを誠実に実行し、ここぞとばかりに大食いするのを避けることが、なかなかできない人もいる。

レストランで大食いをしないためには、揺るがぬ誠実さが求められる。量も油も多すぎる食事を週に何度もしていたら太ったままだし、悲しい結末が待っているので、早いうちにレストランでの正しい習慣を学んでおくべきだ。ごまかすのはやめよう。

レストランは慎重に選んだほうがいい。できれば前もってインターネットでメニューを見よう。目的は、食事計画のそれぞれのカテゴリーで食べてもいいものを探すことだ。たとえば、まだ体重を減らしているところで、減量のための食事計画にしたがっているのなら、夕食には**タンパク質と火を通した野菜とサラダを食べる必要がある。**肉を食べるのなら、この3つをすべて食べられる**ステーキハウスが無難だ。**外食先がどれかのカテゴリーの料理を置いていない場合は、限られた範囲で代用してもかまわない。「農産物は農産物」ということで、火を通した野菜を生野菜に代えてもいいし、野菜を果物に代えてもいい。昼食先のレストランに新鮮な果物がなかった場合は、サラダを代わりにしてもいい。しかし、あなたが目標体重に到達していて、外食先に食べてもいい穀物がない場合は、その食事で穀物を食べるのはあきらめるべきだ。

注文も慎重にやろう。穀粉と糖類は食べないことをウェイターに伝えよう。サラダはクルトン抜き、チーズ抜きで頼み、油と酢を添えてもらう。何がはいっているかわからないときは尋ねる。ソースを使わないシンプルな料理にしてもらう。魚や鶏肉は、穀粉やパン粉をまぶさないことを確かめる。

ときには、料理を突き返さなくてはならない場合もあるかもしれない。わたしが29歳の誕生日を迎えたときのことだ。こうした食べ方をはじめてからまだ2、3週間しか経っていないころで、わたしは夫とニューヨーク市で休暇を過ごしていた。マンハッタンのリトルイタリーを歩きまわり、おいしそうなレストランを探していた。イタリア料理店の前では、訛りの強い男たちが盛んに客引きをしていた。わたしは夫とたくさんのメニューに目を通したうえで、好物のチリ産のハタを出しているレストランを選んだ。そして慎重に注文した。穀粉と糖類は食べないとウェイターに伝え、魚は穀粉をまぶさずに焼いてくれるよう頼んだ。料理はなかなか来ず、1日中歩き詰めだったわたしは、ようやく注文の品がテーブルに届けられたときは体がだるくて飢え死にしそうになっていた。それなのに、魚にはたっぷりとパン粉がまぶされていて、わたしは落胆し、夫は愕然とした。ふだんならわたしだって文句を言うのだが、このときは夫が平静を失って声を荒らげた。「穀粉はいっさい食べないと言っただろう！」。ウェイターはこう答えた。「これは穀粉ではありません！　穀粉ではありません！　パン粉です」。思い出すといつも笑ってしまう。けれどもそのときは笑えなかった。現在ではグルテンフリーのライフスタイルにしたがっている人がいくらでもいるから、この手の勘ちがいはあまり起こらないだろう。**食べられるものと食べられないものはつねにはっきり伝えなければならない**という教訓にしていただきたい。

料理が来たら、食べはじめる前に**目で量をはかろう**。たいていサラダと野菜は量が少なすぎ、タンパク質は量が多すぎるはずだ。正確な目を授けてくれるよう神に頼むか、最も誠実で高尚な自分を呼び出そう。そのうえで**女性なら110グラムぶん**の、**男性なら170グラムぶんの肉**を切りとる。残りは皿からどかし、取り皿などによける。あまった皿がないなら頼もう。

こんなふうに必ず祈ることに加え、わたしがレストランで誠実さを保つために使っている手は、州の品評会などでおこなわれる「瓶にはいっているゼリービーンズの数をあてるコンテスト」にも似た、食事の重さをあてるコンテストに自分が出ていると想像することだ。そういうコンテストに出たとなれば、わたしは真剣にあてようとする。賞品目当てで。レストランでは、自分の「答」が1位になるのをめざして、なるべく正確に重さを推測しているところなのだと想像している。

ブートキャンプでは各国の料理を詳しく論じる時間も余裕もあるのだが、手短に言って、メキシコ料理、中華料理、タイ料理、日本料理、インド料理、そしてイタリア料理のどれでも食べてかまわない。いくつかヒントを伝えておこう。

タコス料理店では、**トルティーヤの代わりにブリトーボウル**を注文すれば、食事計画のカテゴリーにしたがって食材を追加するのはかなり簡単になる。ここでも量をはかるのが最もむずかしい部分になるので、タンパク質は一種類のみ、火を通した野菜やサルサやトウモロコシやレタスはたくさん頼んで、その作業を楽にしよう。昼食に食べる170グラムの果物と170グラムの野菜を合わせれば340グラムの野菜になるので（あるいは、夕食に食べる170グラムの野菜と225グラムのサラダを合わせれば395グラムの野菜になるので）、追加でどんな農産物をボウルに盛っても大丈夫なはずだ。それから、脂肪分としてグアカモーレやサワークリームをかけよう。ほら完璧だ！　本格的なメキシコ料理店で食べるときは、ファヒータが無難なときが多い――トルティーヤは避ける。ここでも**タンパク質は1種類のみにする。**チキンのファヒータを食べるのなら、チーズや豆は抜く。

中華料理店やタイ料理店では、肉や豆腐といっしょに野菜を食べられるが、**ソースに糖類や穀粉やコーンスターチを使わないようしっかり頼もう。**アジア料理店ではひと皿の料理が1回ぶんの食事として適切な量になっているときが多いようだ。

日本料理店はいろいろなものに糖類が隠されているので厄介になる――サラダドレッシングには糖類が含まれている可能性が高いが、油と酢は添えてくれないことがあるので、サラダドレッシングはあきらめよう。酢飯にも糖類が含まれているが、維持の段階に移っているのなら、**刺身と米飯を頼んでもかまわない**。刺身が苦手なら、追加で**エダマメ**を頼むと適切なタンパク源になる。**おひたし**と呼ばれる副菜はホウレンソウを茹でたものだ。これはソース抜きで頼めば適切な野菜になってくれる。**鉄板焼き**がメニューにあるならすべてそろう。タンパク質、野菜、米（維持の段階に移った人にかぎる）に加え、ふつうはなんらかのサラダも出されるからだ（ドレッシングはかけないように頼む）。**照り焼きソースは大量の糖類を含む**ので、使わないように必ず頼もう。

インド料理は特にランチビュッフェが適切な選択肢になるが、ふだんの家庭料理より油が多いので、**減量の段階ではあまり頻繁に食べるべきではない**。糖類が含まれているマッカーニーソースを使った料理は避ける。菜食中心なら、ダール（ヒラマメ）やチャナ（ヒヨコマメ）がタンパク源になる。肉食中心なら、鶏肉、山羊肉、ラム、牛肉の料理がある。野菜の料理もあるはずだ。まだ減量の段階なら、ジャガイモを大量に使った野菜料理は必ず避けよう。

ここでいうイタリア料理店とはピザ屋のことではない。よほど大盛りのサラダを置いていないかぎりは**ピザ屋に行くのはだめ**だ。グリルした魚や鶏肉やステーキに、ホウレンソウのニンニク炒めやサラダを添えた料理がいいだろう。

外食時のマントラにすべき言いまわしが2つある。「**少なければ少ないほどいい**」と「**疑わしきは残す**」だ。目標は**晴れ晴れとした気分でレストランを出る**ことであり、食べたもので悶々としないことである。済んだあとでも食事のことを考えてしまうのなら、それは良心が咎めているからだ。記録をつけたり、仲間に話したりして、つぎはどこをどう変えるべきか考え出そう。**「つぎはこうする」という計画を立て、将来の状況に備えよう。**たとえば、「つぎはフアヒータを注文し、きれいな皿を持ってきてもらって、熱々の肉と野菜をそれに移し、脂の浮いたソースをスプーンで残らずすくいたくなる誘惑に駆られないようにする」といった具合に。

旅行

本当に痩せる食事法を実行しているときの旅行で、きわめて重要なルールがひとつあるとすれば、それは前もって計画することである。一にも二にも計画だ。これにはうまい言いまわしがある。「**計画に失敗するのは、失敗を計画するのと同じだ**」。このことばは真実にほかならない。逆もまた真実である。事前に少し準備するだけで、旅行は実に楽で快いものになる。**本当に痩せる食事法**を実行中にわたしがどんなふうに前もって計画しているか、いくつか紹介する。

事前の連絡

ホテルに滞在する予定なら、わたしは前もって連絡して、部屋に**電子レンジ**と**冷蔵庫**があるかどうかを確認している。ないならないでかまわないが、持ちこむ食べ物に影響してくる。会議に出席するときや、団体旅行に参加するときは、**前もって連絡**して、毎回の食事にどんなものが出されるかを確認しよう。昼食は箱詰めのサンドウィッチだけなのか？　だとしたらあまり助けにならない。ビュッフェ形式のサラダバーがあって、いろいろな野菜や豆が選べるのなら、**明確な一線**にのっとった選択がたやすくできる。ホテルや主催者に2、3本電話をかけるだけで、自分の食べ物を持参する必要があるか、どれだけ準備しなければならないかがわかる。快く特別料理を提供してくれる業者も多い。電話をすれば安心できる。

滞在場所

宿泊先を自分で決められるときは、わたしは**キッチン設備**が利用可能な場所を選ぶようにしている。民泊は**本当に痩せる食事法**のコミュニティにとって画期的なシステムだ。長期滞在型ホテルの大半は簡易キッチンを備えている。また、友人や親族の家に泊まれば、そこのキッチンが利用できる。ホテルでもかまわないが、キッチンがあるほうが望ましい。

道中の朝食

旅行のとき、わたしはだいたい**朝食を持参**する。食事であれこれ悩まずに1日をはじめるほうが楽だと思っているからだ――そのエネルギーはレストランで食べる昼食と夕食のためにとっておいている。また、旅先にも必ずデジタルの秤を持参している。家であらかじめ重さをはかった**食材もいくつか持参**している。旅行中のタンパク質としてわたしが気に入っているのは、**ミックスナッツとローストしたエダマメとローストしたヒヨコマメを60グラム詰めたビニール袋だ**（**男性なら85グラム**にする）。ホテルで朝食をとる際は、この袋をひとつと、シリアルのシュレッデッド・ウィート30グラムと、家から持ってきた果物を食べるようにしている。果物は運びやすい**リンゴ**にするときが多い。滞在先に電子レンジと冷蔵庫があるのなら、**オートミール**や**茹で卵**を持っていくのも適切な選択肢になる。

すべての食事を持参する

4日間もつづく週末の会議に出席したときなどは、毎回ホテルのレストランで昼食と夕食を食べるのは気が進まなくなる。そんな場合にわたしは、文字どおりすべての食事を――野菜も、タンパク質も、果物も、穀物も、何もかも――持参している。やろうと思えばできる。心臓病や胃食道逆流症のために塩分と油分を控えなければならない人にとっても、これは適切な選択肢になる。数日ぶんの食事を持参するかどうかはあなたの自由だ。

やり方は大別して2つある。ひとつ目は、**出発前にすべての食べ物の重さをはかり**、食事ごとに分けて保存容器に詰める方法だ。これが最も活かせるのは、大きなクーラーボックスを運べる車の旅である。ホテルに着いたらクーラーボックスを運び入れ、製氷機から氷を足し、氷が溶けたら排水ホースでバスタブに水を捨てよう。

飛行機の旅では、食べ物をもとの包装のままで——重さはまだはからずに——持っていき、**デジタルの秤と携帯用の食品容器も持参**する。現地に着いたらまとめて重さをはかる。

まったく食事を持参しない

旅先に食べ物をまったく持っていかないことも可能だ。特に**明確な一線**を守りながらの旅に慣れている人ならたやすい。これについてはとにかく信じていただきたい。わたしは何度も問題なく実行できているが、旅行の回数も多い——**本当に痩せる食事法**をはじめてから、100回以上は旅行している。**明確な一線式食事**を見つけるためなら労を惜しまないし、自分を信頼している。わたしは誘惑に屈しないし、糖類や穀粉が含まれているものは食べないし、食事の時間でなければ食べない。けっして。1日の終わりで、意志力はすり減り、何もかもうまくいかず、レンタカーは故障し、スーツケースは紛失し、夕食どきにピザ屋がすぐそこにあったとしても、足を運ぶことはない。

わたしは誠実さを培い、自分自身を信頼しているが、そこに至るまでには時間がかかった。**本当に痩せる食事法**をはじめたばかりなら、どうやって**明確な一線式食事**をとるかをあいまいにしたまま、旅行するのはすすめられない。それはまったく賢明な行為ではない。かけがえのない**明確な一線**のプログラムを守るために手を尽くそう。それだけの価値はある。旅慣れていても、生活にほかのストレス要因があるのなら、初心に返って旅行は慎重に検討したほうがいい。わたしもつい最近、そういうことがあった。**本当に痩せる食事法**が急激に広まると、にわかにわたしは何十人ものスタッフと何千人もの人々のために時間を割かなければならなくなり、複雑なオンラインテクノロジーも習得しなければならなくなった。決断疲れで意志力がかつてないほど消耗していた。そのため、旅行中にレストランで食事をするのは控えざるをえなくなった。基本に立ち返り、前もって連絡して、どんな食事が出されるかを尋ね、旅行中に悩まなくても済むように手間をかけた。やむをえず、レストランにもデジタルの秤を持っていった——地元の町でも。はじめは落ち着かない気分になるが、だれも見ていないと請け合える。いずれ意志力は欠乏するから、そのときに負担を軽くするには有効な手段だ。事前に準備しておこう。

飛行機

飛行機の中で食事の時間を迎えるのがわかっているときは、わたしは必ず**食事を持ちこんでいる。**機内で**明確な一線式食事**をとれるとは思えないからだ。運輸保安庁は機内に食べ物を持ちこむのを認めている。おそらく認められないのは、通関する場合にその食べ物を機外に持ち出すことだ。つまり外国に果物や農産物を持ちこむことはできない。

運輸保安庁は液体やゲル状物質の持ちこみも認めていない。だから「ゲル」として扱われるヨーグルトは持参しないようにしよう。サラダドレッシングを入れた小さな容器もだめだ。あらかじめサラダに混ぜて持ちこもう。

持ち運びしやすい植物性食品

・**タンパク質**――ナッツ、食用種、ローストしたヒヨコマメ、ローストしたエダマメ（大豆）を詰めたサンドウィッチ用の小さなビニール袋は持ち運びしやすい。ヒヨコマメなどをインドふうのソースで味付けして真空パックした商品も――インド料理店で出される品と基本は同じだ――販売されている。袋をあけてあたためれば申しぶんのない食べ物になる。開封後は冷蔵庫にしまっておけばいい。パックはスーツケースにそのまま入れておける。

・**穀物**――維持のための食事計画に移っているのなら、昼食と夕食で穀物を食べられる。シーズ・オブ・チェンジはキヌアと玄米を混ぜたもので、電子レンジであたためるだけでいい。やむをえないときは冷たいままでも食べられる（こういうことがあるから、前もって連絡して部屋に電子レンジがあるかどうかを確認したほうがいい）。この食品は冷蔵する必要がないし、ソースが漏れることもないので、旅行にはうってつけだ。シュレッディッド・ウィート、アンクル・サムズ・オリジナル、イジーキエル・シリアル、ファイバー・ワンなどの乾燥させて袋詰めしたシリアルも理想的だ。オートミールの包みを持っていくのもいい。

・**野菜**——野菜は重いものやかさばるものが多いのでやや扱いにくいが、袋詰めしたベビーキャロットやスナップエンドウは持ち運びに向いている。ブロッコリーなどの野菜を一口大に切り分けてビニール袋に入れるのもいい。

・**脂質**——15グラムのナッツや食用種は、旅行中に食べる脂肪分として最も向いている。

持ち運びしやすい肉類と乳製品

肉類や乳製品は持ち運びしにくい食品だと思うかもしれないが、持ち運びしやすいものもある。好例は**茹で卵**だ。茹で卵は冷蔵しなくても非常に長くもつ。1ダース茹でれば、女性なら6回ぶんの、男性なら4回ぶんのタンパク質になる。拭いてビニール袋に入れ、スーツケースや機内持ちこみ用バッグにしまっておこう。ほかには**チーズ**も適している。特に包装済みのストリングチーズはちょうど30グラムになっている商品が多い。女性なら2つ、男性なら3つを荷物に加えておけば、持ち運びしやすくて常温でも保存が利く非常に便利なタンパク質になる。**ツナのパック**もおすすめだ。

食品の消費期限

最初に**本当に痩せる食事法**をはじめたとき、わたしはオーストラリアのシドニーにいた。そこで暮らした2年のうちに、真っ先に学んだ旅の教訓は、食べ物は自分が思いこんでいるほど**すぐには傷まない**ということだ。アメリカ－オーストラリア間を四度往復したし、世界を1周したこともあるが、その際も食事はすべて持参した。あるときなど、東京で乗り継ぎ待ちが13時間もあったために、アメリカからシドニーに戻るまで1日半もかかったが、41時間前に料理して容器に詰めたサーモンを問題なく食べられた——氷も、保冷バッグも、冷蔵庫も使わなかったのに。まったく傷んでいなかった。食べ物はあなたが思っているほど足が早くない。ただし、ここで免責事項を追記するのはやめておこう。あなたの常識で判断していただきたい。

時間帯

アメリカ－オーストラリア間を往復して学んだ第二の教訓は、外国旅行をしている際の食事の間隔のあけ方だ。家でなら、標準的な時間は朝食なら7時、昼食なら12時、夕食なら6時といったところだろう。だいたい5、6時間おきに食べている。だが、就寝中は食べないから、ここは13時間ほどあく。そこでわたしは、はじめて長時間の旅行をしたとき、なるべく食事の間隔をあけることにした。4時間から6時間のあいだをあけて朝食、昼食、夕食を食べ、つぎの朝食までは長く時間をとった。うまくいかなかった。つぎの朝食までの8時間、ずっと眠れなかったので、長いこと食べるのを待たされるのは拷問に等しかった。

わたしが学んだのは、**旅行中は飛行機に乗っている時間を起きている時間として数えなければならないということである。**時間帯にまたがって旅をするのはとてもつらい。いまではわたしも、飛行機に乗るときは8時間や10時間や13時間も食事なしで過ごすことはないようにしている。

そしてわたしは、いくつもの時間帯にまたがって旅をするとき、何食食べればいいかを決めるシステムを作った。アメリカ国内の旅行はここに含まれない。3つの時間帯しかまたがらないからだ。それくらいなら1日3食を維持するのはたやすい——どこかで少し間隔を広げ、別のどこかで少し間隔を縮めればいい。時間帯を6も10も16もまたがって旅をするときは、食事の間隔を計画するのがことさら必要になってくる。「朝食」や「昼食」や「夕食」の概念がもはや当てはまらなくなるからである。夜と昼はくるくると変わってしまう。

まずは出発地の時間帯で、何が最後の食事になるかを確かめよう。これは「基準となる食事」と呼ばれる。たとえば、いまから家を出て、午後8時発の飛行機に乗るとする。このとき、基準となる食事は夕食だ。夕食は夕食の時間、つまり出発の2時間ほど前に食べる。つぎの基準となる食事は到着時間にかかわってくる。現地時間の午後2時に到着するとしてみよう。通関があるし、目的地への道を調べなくてはならないし、新しい土地に慣れなくてはならないので、到着前に昼食をとってエネルギーを補給したいはずだ。そのうえで新しい時間帯の夕食の時間に夕食をとろう。

さて、これで**出発時の基準となる食事**と、**到着時の基準となる食事**がわかる。そのあいだの移動時間を数え、6で割ろう。機内では6時間ごとに食べる。間隔を均(なら)すために少し間隔を縮めて5時間ごとに食べたり、さらには4時間ごとに食べたりしてもかまわないが、**機内では4時間から6時間のあいだをあけて食べるようにしよう。**

プログラムの持参

非常に重要なことを改めて指摘しておきたい。旅行のときは、いくらかの食べ物だけでなく、プログラムも持っていく必要がある。**本当に痩せる食事法**は持ち運びができる。何より避けなければならないのは、あなたの柱となっているものを家に置き去りにしていくことであり、幸せで、スリムで、自由でありつづけるのに役立つツールやシステム全体を持たないまま、新しい土地を旅することである。

たとえば、わたしは真っ先に**瞑想用ベンチ**をスーツケースに入れている。わたしたちは驚異のデジタル時代に生きていて、だれかとつながって自分を強く保つためのツールがどこへ行っても使える。そしてわたしは、計画にしたがううえで、家よりも旅先のほうが**本当に痩せる食事法**のツールが重要になってくるのを、身をもって学んだ。旅はストレスが多いものだし、向こうでは予定を詰めこみがちだ――精神的、感情的、霊的な面で自分をいたわらなければ、意志力は消耗してしまう。くつろぐ代わりに調子を崩すことになる。

だからわたしは**秤**を持っていく。助けとなるツールを持っていく。そして世界中のどこにいようとも、この生き方をつづける。それは旅の道連れになっている。

祝日

本当に痩せる食事法をはじめた人の多くにとって、祝日は立ちはだかる恐怖の影だ。しかし、**明確な一線**を守っていれば、どんな日だろうと乗りきれる。タンパク質としてターキーを食べてもかまわないが、グレイビーソースは避け、シンプルな無添加の野菜を用意しよう。だれかの家でごちそうになる場合でも、自分が作った料理を手みやげにできる。マッシュしたりローストしたりしたバターナッツ・スクワッシュはいつだっておいしい。昼食か夕食かを考慮したうえで、新鮮なパイナップルを加えた豪勢なガーデンサラダを作ってみよう。維持のための食事計画に移っているのなら、食事に穀物を食べられるので、マッシュポテトやマコモの重さをはかろう。ホストの家に秤を持っていくのがためらわれるのなら、レストランの食事のときと同じように、**目で量をはかろう**。あなたが**本当に痩せる食事法**を実行中だと知っている家族と過ごすのなら、秤を持参して活用しよう。きっと安心できるはずだ。

厄介なのは、**食事の時間**だ。3時に昼食を（あるいは夕食を）食べても問題がない場合を除き、早めにホストと話して1時か5時に——昼食や夕食にもっとふさわしい時間に——食事を出してもらえるか訊いてみるのもいい。

ある研究によれば、週末でも祝日でも食事計画を守りとおした人は、ストレスを感じることが少なく、リバウンドする率がはるかに低かった。[1] 痩せたい、ずっと痩せたままでいたいと思うのなら、**特別な機会でも明確な一線を守ると確約することだ**。あなたが思っているほどつらくはない。食事計画を守って最初の祝日を乗り越えれば、爽快な気分を味わえる——が、食べすぎたほかの人たちは残念なことになる。ソファーでうめいたりうなったり酔いつぶれたりしている人たちを尻目に、あなたは快調でいられる。そういう人たちをほうっておいて元気に散歩をしてもいいし、片づけを手伝ってもいい。

わたし自身の経験と、何百人ものブートキャンプ参加者の経験に基づいて、警告しておきたいことがひとつある。食物依存症の人は、祝日や休暇や重要なイベントをうまく切り抜けられても、そのあと家でひとりになったときに「ご褒美」として**むちゃ食い**しやすい。これは「再突入」と呼ばれ、実際に起こる現象である。**旅行やパーティーや祝日のあとこそ、油断せずにくれぐれも用心しなければならない。**

特別な機会

結婚式や誕生日といった特別な機会は、**明確な一線**を指針として乗りきるのがずっとたやすい。何を食べるか、前もってわかっているからだ——あとは食事計画に則したものを食べればいい。鍵はどうやって自分の必要を満たすかにある。

大まかな原則のひとつ目は、**食事の時間**を頭に入れておくことだ。たとえば、結婚式が午後7時にはじまるのなら、夕食は午後9時ごろまで出されないはずだが、それでは遅すぎる——家を出る前に夕食を食べておいたほうがいい。ほかの人からどうして食べないのかと訊かれたら、「こんなに遅い時間だとお腹がすかなくて」と答えれば済む。誕生日パーティーが午後3時に開かれるのなら、そこでは何も食べず、夕食までに必ず帰宅する——が、居残る場合に備えて、車に夕食のお弁当を持参しよう。

そのイベントでいつもの食事の時間に食事が出されるのなら、ぜひともそこで食べるように前もって計画しよう。食事の責任者に電話をかけ、何が出されるのかを率直かつ詳細に聞き出そう。結婚式なら、ケータリング業者の名前を尋ねて電話しよう。ほとんどのケータリング業者は、特別料理の求めに問題なく応じてくれる――それが仕事だからだ。今日では、だれもが特別な食事をとっている――グルテンフリーとか、パレオとか、糖尿病食とかを。請け合うが、向こうも慣れっこだ。**何が出されるかを訊き、自分の望みを伝えよう**。

イベントに出席したら、**食べ物ではなく人間に集中する**。こんなささやかなゲームをしてみよう。3人の初対面の人に挨拶して、名前を覚え、ひとりにつき2つの興味深い事実を聞き出す。帰りの道中で結果を確かめよう。人とのつながりを増やせば、その夜が驚くほど楽しいものになることがわかるはずだ。

また、**本当に痩せる食事法**の旅をはじめたからには、どんな楽しいイベントが待っているかに注目するのもすすめたい。長いあいだきつくて着られなかったドレスを着ることでもいいし、恥ずかしがらずに踊ることでもいいし、知らない人に出会っても自信を持つことでもいい。わたしたちのコミュニティでは、祝日や特別な機会でうれしいのは、祝うものがあると――新たな人生を歩んでいると――実感できることだという声がいくつも聞かれる。

13 もし明確な一線を破ってしまったら

明確な一線を破るのはよくあることだろうから、わざわざ「もし」とつけるまでもないと思うかもしれない。しかしながら、30〜40年も自分なりの**明確な一線**をいっさい越えずにいる人は多い。**本当に痩せる食事法**をライフスタイルとして確立してしまえば、**明確な一線**は破るまでもなくなる。それはまちがいない。1日ずつ歩んでいこう。

このことは重ねて強調しておきたい。認めたがらない人が多いが、何年も食事計画に背かず、それを守りとおすのは完全に可能である。盲信するからではなく、効果があるからだ。7章で、朝に必ず歯磨きをするというような深く染みついた習慣は、気力を消耗しないと述べたのを覚えているだろうか。それと同じである。

実際、このたとえはわかりやすいので、もう少し発展させてみよう。多くの人は毎日2回歯を磨いている。きっとだれもが歯磨きはやる価値があると考えているはずだが、幸福や健康や正気のよりどころだとまでは思っていないだろう。同時に、ときどき歯磨きを怠けたら何か大きな悲劇が起こるとも思っていないだろう。にもかかわらず、わたしたちは来る日も来る日も朝と夜の歯磨きを実直につづける。理由は（a）歯磨きをしないよりしたほうがいいと思っているからであり、（b）いったんその習慣が確立されれば、つづけるのは簡単になるからだ。

本当に痩せる食事法の利点は、口臭の予防や健康的な歯茎といった範囲をはるかに超える。このプログラムの基本的な習慣を守りとおすと、力強い変化の連鎖が生じる人は多い。何十年も落とせなかった体重が嘘のように減る。薬を飲む必要がなくなる。活力が湧く。慢性的な健康問題が解消される。自信が持てる。胸に静かな喜びがあふれる。デパートの試着室でこっそりジグを踊る。クローゼットが整頓される。爽快な気分で感謝とともに夜明けを迎える。

こうしたことの裏には恐怖が潜んでいる――それはささやかな不安にとどまるときもあるが、身のすくむほどのパニックになるときもある。**本当に痩せる食事法**の食事計画に一度背くだけで、すべてが瓦解して振りだしに戻ってしまうのではないかと考える人は多い。この恐怖は、妥当であろうとなかろうと、合理的であろうとなかろうと、磁石さながらに働いて計画にない食事からフォークを遠ざけさせる。いっときの満足にそれだけの価値がないことをわたしたちは知っている。

本当に痩せる食事法の習慣は歯磨きの習慣と同じくらい深く染みつくので、ほとんどの内容は苦もなく安定して実行できるようになる。早朝の飛行機に乗る？　大丈夫、前の晩に旅行用の食べ物の重さをはかって袋詰めしておけば、あとはナップサックにほうりこむだけだ。金曜日に結婚式がある？　きょうケータリング業者に連絡して、食事を用意してもらおう。車で旅をする？　楽しもう！　クーラーボックスを準備しよう。4時間から6時間のあいだをあけて休憩所のピクニックテーブルで**明確な一線式食事**をとるのを、旅行日程に組みこんでおこう。

こんなふうにして、自動化と、新しい生活が与えてくれる健康の喜びと、以前の生活へ戻ることの恐怖が組み合わさり、正しい道を歩ませてくれる。

とはいえ、20年以上にわたってさまざまな12ステップのプログラムに参加し、**本当に痩せる食事法**のブートキャンプを通じて何千もの人々を指導してきたわたしは、実に多くの人がいつかは**明確な一線**を破ってしまうことを熟知している。それについてわたしが強調しておきたいことを並べると、（a）破るだけの価値はないので、まだ破っていないのなら踏みとどまる。（b）その過ちを大失敗ではなく、成長の糧と見なす。（c）簡単か困難かは人によるが、**明確な一線**を取りもどすことはいつだってできる。

わたしもこの生き方をはじめてからずっと、**明確な一線**を完璧に守りとおせていたわけではない。苦労に苦労を重ね、自分の脳には何が有効で何が有効でないかを熱心に調べた。**明確な一線**を破ったらどんなことが起こるか、自分の経験を話すのはかまわない。だがその前に、わたしの感受性の点数が10点であり、たとえば4点の人よりも結果が悲惨なことになるのを改めて指摘しておきたい。実のところ、感受性の点数が低いほど、何があっても**明確な一線**を守り抜こうとする可能性は低くなる。

オーストラリアでのケーキの一件があって、急激なリバウンドに苦しめられたあと、わたしは持病の橋本病を——甲状腺機能低下症の一種を——ようやく克服し、極度の副腎疲労を改善して、減量の旅を再開した。脳がふたたび回復すると、**本当に痩せる食事法**らしい結果がいっそう強く現れた——活力が全快し、渇望をほとんど覚えなくなった。体重が減るにつれて気力と体力が充実し、その後のおよそ2年間は**明確な一線**を一度も破らずに食事計画を遵守した。

だが、2005年12月5日のことだ。ヨガのクラスに出ていたわたしは、先生が手本を見せていた際に、なんの前触れもなく意識を失い、まるでナラの木のように後ろざまに倒れた。[1] 緊急救命室に運びこまれてからも、かなり長いあいだ意識は混濁したままだった。意識が戻ると「何があったの？　ここはどこ？」と訊き、母がそれを説明するとしばらく昏睡して、また意識が戻ると「何があったの？　ここはどこ？」と訊くのを繰り返していた。脳浮腫によるものだった。

その間わたしは、医師や清掃係や付き添いの人たちに、「わたしは元薬物依存症なの。薬は何も投与しないで」と言っていたらしい。母と夫によれば、断固とした口調で何度も繰り返したそうだ。「薬は何も投与しないで。元依存症なの」と。

言うまでもなく、ようやく意識が回復すると、わたしは激痛に苛まれた。最初に視界にはいった人に「ものすごく痛い！　どうして何も投与してくれなかったの？」と訊いた。向こうは「あなたが投与するなと言ったんですよ」と応じた。わたしは「そんなのばかげてる。気が変わったの！」と答えた。それで鎮痛剤を投与してもらえることになった。幸いにも。

退院したわたしは、奇妙きわまる行動に出た。食料雑貨品店へ直行し、むちゃ食い用の食べ物を買った。これでもかとばかりに。夫は激怒した。夫はわたしにさんざん振りまわされ、わたしの食物依存症に苦しみ、わたしが太り、痩せ、オーストラリアでまた太り、とうとうまた痩せたのを見てきた。当時はわたしが糖類と穀粉を断ってから2年も経っていたから、それをすべて棒に振ってアイスクリームやパイをむちゃ食いするのは、夫にとっては身の毛もよだつ行為だった。どういうつもりだと訊かれたわたしは、かたくなにこう答えた。「お腹がすいてるの。食べないといけない。とにかく食べたい。ほうっておいて」。アイスクリームとパイだけでなく、煙草まで買った。それからの2週間半、わたしはひたすらむちゃ食いして煙草も吸いまくった。絶え間なく。ひどいものだった。

そして経過観察のために神経外科医の診察を受けた。医師がまず尋ねたのは「衝動の抑制に問題はありませんか」だった。

わたしは泣きだしてしまった。

医師の話によれば、硬い木材の床にあれほどの勢いで頭を打ちつけたために、わたしは頭蓋底を骨折しただけでなく、脳が後ろに叩きつけられ、反動で前に跳ね飛ばされていた。その際に、内側がサンゴ礁のようにごつごつしている前頭骨に脳がぶつかった。衝撃で前頭葉はひどく損傷した。腫れあがり、活動が妨げられ、まともに機能しなくなった。

医師はこう言った。「前部前頭葉は衝動の抑制、判断、意思決定を司っていますが、いまのあなたはそれが働いていません。腫れはもう2週間ほどで引きます。そうなったら、あなたが何年もかけ、正しい習慣を身につけようとして築きあげた回路はすべて無事なのがわかるでしょう。あなたは回復します。でもいまは、その脳の部位はまったく使えません」。もちろんわたしは前部前頭葉がなんなのかを知っていたし、その説明には完全に納得がいった。心の底から安堵した。

果たせるかな、その診察からちょうど2週間後、わたしはむちゃ食いをやめた。明かりをふたたびつけたかのようだった。食べ物の重さをはかって**明確な一線**を守ることを再開した。楽なものだった。

わたしにとって重要なのは、この間もドラッグとアルコールはいっさいやらなかったことだ。そのころにはドラッグとアルコールをやめてから11年が経っており、たとえ何があってもドラッグとアルコールはやらないという深層人格が形成されていた。脳の大部分がうまく機能しなくても、別の部位がわたしの回復を守るために働いてくれたということだ。

これに対して、糖類と穀粉はやめてから「わずか」2年あまりだった。たとえ何があっても糖類と穀粉は食べないという深層人格が形成されるにはまだ至っていなかった。人格が大きく変わるのにどれだけの時間がかかるかは興味深いテーマだ。

興味深いと言えば、このむちゃ食いして煙草を吸っていた悪夢の日々が終わるころに気づいたのだが、食べ物の味がしなくなっていた。完全に。自分の中の科学者が好奇心をいだいたので、店へ行って食品をいくつか購入し、目隠しして味覚のテストをおこなってみた。どちらがチョコレートのアイスクリームでどちらがバニラのアイスクリームか。ちがいはわからなかった。どちらがブリーチーズでどちらがピーナッツバターか。だめだった。同じ味だった。

どうやらわたしは、この事故で味覚を失ったらしかった。

それでむちゃ食いは止まったか。

まったく止まらなかった。

わたしは延々と食べつづけた。味がわからなくても関係なかった。そのときわたしは真の意味で理解した。おいしさや食感、あるいは好物だからという理由でわたしたちは食べすぎるのではない――**脳の欲求を満足させるために食べすぎるのだと**。それは糖類と穀粉を腕に注射するのと同じようなものだ。

神経外科医が確認してくれたが、わたしは事故で嗅覚を失い、それとともに味覚もほとんど失っていた。回復の見こみはあるかとわたしは尋ねた。わからないとのことだった。鼻と脳のあいだを走る神経細胞が一直線に断裂していた。損傷部分が神経細胞の経路の下のほうなら、神経は回復する。だが上のほうなら、回復しない。確率は五分五分だと医師は言った。

幸いなことに、嗅覚と味覚は数年かけてしだいに回復した。とはいえ、わたしは料理評論家にはなれないだろうし、部屋に変なにおいがしないかと訊かれても困ってしまう。ごく漠然としかわからないからだ。


その後の6年間、わたしは**明確な一線**を例外なく守りとおした。午後3時にベビーキャロットを1個つまんだことすらないし、計画にないものをかじったり舐めたり味見したりしたこともない。忘れがたいのは、この6年のあいだに人生で最もつらくて深刻な経験をしたことだ。はじまりはわたしが不妊症と診断されたことで、わたしたち夫婦は不妊治療を何度も受けた。最終的には妊娠できた——双子を。予定日は8月16日だった。しかし、4月25日には陣痛がはじまった。アレクシスとゾーイは1週間後に生まれ、体重はどちらも700グラムもなかった。ふたりは4カ月近く、新生児集中治療室で過ごした。ゾーイは何度も死にかけた。ふたりが生き延びて健康になる確率は4パーセントだった。その4パーセントの賭けに勝ち、娘たちがいま元気に成長していることは奇跡のように思えるが、控えめに言っても胸をえぐられるような日々だった――それでもわたしは食事計画に背かなかった。

三女のマーヤの出産も同じくらい恐ろしいものだった。娘にとってではなく、わたしにとって。分娩は臨月に帝王切開でおこなわれたが、脊髄くも膜下麻酔のブロック針が手術中に完全にはずれてしまった。つまりわたしは5時間のあいだ、感覚が完全にあった。それだけではなかった。3週間の脊髄性頭痛はどんな偏頭痛よりもひどかった――ブロック針を入れた穴がふさがっていなかったために脳脊髄液が漏れ、頭蓋骨の中で脳が暴れていた。鎮痛剤で消化器に潰瘍ができ、毎日吐血した。そしてベッドのそばではふたりの3歳児が走りまわってかまってもらいたがり、新しく生まれた子はわたしを寝かせてくれなかった。

それでもわたしは食事計画に背かなかった。一度も。潰瘍のせいで白米110グラムと胃を保護するための牛乳225グラムだけが**明確な一線式食事**になるときもあったが、痛みで体を折り曲げていても重さを正確にはかった。それしか食べなかった――ただのひと口も食べすぎなかった。

どうやったのか。

わたしは強固な礎を築いていた。言ってみれば「積立金」があった。自動化は充分に働いてくれ、脳はどうすればいいかを知っていてそのとおりにした。食べるものを前の晩に書き留め、確約し、それだけを食べる。その作業を忠実に繰り返した。

だから、たとえ人生で何が起ころうとも、**明確な一線**をずっと守りつづけることは可能だ。

4つのS

体重が減っては増えるいわゆるヨーヨーダイエットを思い浮かべてみよう。大幅に減量したのに、そっくりそのままリバウンドしてしまう人たちを思い浮かべてみよう。

ひとつの教訓が導かれる。どんな試みでも最も重要な部分は、失敗したときの対応である。失敗してもそれを役立て、応用し、成功に導く対応と、役立てず、応用せず、成功に導かない対応とでは、雲泥の差がある。一方は幸せで、スリムで、自由な人生に導き、もう一方は陰に引きこもって恥じ入りながら食べ、自分の勝敗表にまたひとつ失敗を記録する生活につながる。

明確な一線での失敗を応用し、成功を導き、成長の糧とするためには、重要な要素が4つある。それは4つのSと呼ばれている。

1 スピード

ひとつ目は、**本当に痩せる食事法**で再開ではなく「再走」と呼ばれるものをいかに早く実行できるかだ。「どうにでもなれ」現象の犠牲になってはいけない。これは食事の心理学の文献で使われる専門用語で[2]、ダイエットを繰り返している人がダイエットに失敗したときの精神状態を指す。こんなふうに考えるのはありがちなことだ。「どのみちダイエットには失敗してしまったのだから、手当たりしだいに食べても同じだ。月曜からまたはじめよう」。あるいは、「ピザをひと口食べてしまった。こうなったらピザを全部食べてアイスクリームを1キロ食べても同じだ。ダイエットはまたあとではじめよう」。

だめだ。正しい道に戻ろう。ただちに。あしたの朝でもなく、月曜日でもなく、1月1日でもなく、いますぐに。

これがスピードだ。

公正を期するために言っておくと、どんなときも再走に適しているわけではない。食物依存症に支配され、食べるのをやめたくない――あるいはやめられない――場合もある。それは仕方がない。ただし、そういうときでも、冷静かつ客観的に、**明確な一線**に戻るきっかけを探すことはできる。意志力を求めて祈ることもできる。ほかの3つのSを実行することもできる。どれも立ちなおる助けとなるはずだ。

2 自分との語らい（セルフ・トーク）

心の中で自分と語らうのを好きになってはどうだろう。自責の念から自分を鞭打つ代わりに、困り果てて連絡してきた友人と話すときのように、自分自身と語らってみてはどうだろう。ハイキング中に足首をくじいた親友に使うのと同じ口調を自分にも使ってみよう。あなたは親友を助けるはずだ。親友が安静にしていられるように手を尽くすだろう。こんなふうに考えるといい。「糖類をたくさん食べてしまったから、ひどくネガティブでばかげた考えに1日か2日はとらわれるだろう。もしかすると3日も。自分の頭は何事に対しても自暴自棄になりたがるはずだ」。悪循環は避けよう。食べたことを恥じると過食につながる。やさしさと思いやりを持ち、励まそう。あなたは悪人ではない。脳がうまく機能していないだけだ。

3 周囲の支援（ソーシャル・サポート）

わたしの経験から言って、失敗したあとにまず湧き起こるのはひとりになりたいという強い欲求だ。これはだれとも交わりたくないという形をとる。隠れ、食べ、ひとりでどうにかしたくなる。だがこれは賢明ではない。恥は沈黙の中で栄える。失敗したときに最も有効な手段は、**明確な一線**を実行中で、この旅をあなたとともに歩んでいる人たちに連絡をとることだ。何があったか、自分がどう感じているかを話してみよう。正しい道に戻る計画を立てるのを手伝ってもらおう。たぶん相手は、あなたの必要としているものが、いまのあなたよりもずっとよく見えているはずだ。

4　教訓を探す（シーク・ザ・レッスン）

わたしの友人のパット・レノルズは、「どんな失敗（ブレイク）も突破口（ブレイクスルー）に変えられる」と述べた。そのとおりだ。**明確な一線**を破ってしまっても、必ずと言っていいほど有益な教訓が見つかる。恥じ入ってひとりで悶々としているだけでは、過ちから学ぶ機会を逸してしまうだろう。失敗をしたら必ず、最初のひと口につながった生活や精神状態や考え方や行動を振り返らなくてはならない。おそらくあなたは利用できるツールを使いこなせていない。生活が忙しすぎないだろうか。休息を入れていないのではないだろうか。瞑想を先延ばしにしているのでは？　毎晩のチェックシートを活用していないのでは？　あるいは、社交の場で食べ物をすすめられたときにことわれないのでは？　なんであれ、成長の機会になる。

本章の最後に、**明確な一線**の守り方には幅があることを言っておきたい。一方の端には、初日から**明確な一線**を完璧に守る人がいる。これは共感と賞賛と敬意に値する。わたしはアルコールとドラッグをやめた瞬間から、それを**明確な一線**として遵守すると誓った。そしてもう一方の端には、悪戦苦闘して**本当に痩せる食事法**を2日もつづけられない人がいる。わたしはこれにも共感する。オーストラリアのシドニーで、サイズが3カ月で7号から27号になったとき、わたしは食べるのをやめようとあらゆる手を尽くしたが、食物依存症の波が引くまで、どうしてもやめられなかった。しかるべき時間がかかった。両者はちがう経験だが、歩んでいる道は同じだ。

ほとんどの人は、ほとんどの場合、この中間あたりを経験する。それでも**本当に痩せる食事法**は万人のための場である。ここではどんな経験も歓迎、尊重されるし、どんな経験にも学ぶべき教訓がある。苦労している人は、自分以外の人はみなもっと成功していて、**明確な一線**を破ったり自分のように食べ物の虜になったりしている人はほかにいないと思いがちだ。一度も失敗していない人は、自分以外の人はみな失敗と再走を繰り返していると思い、しっかり守れているのは自分だけではないかと考える。しかし、**本当に痩せる食事法**ではだれもひとりきりではない。現実には、毎日何百もの――何千とまではいかなくても――人たちが、**本当に痩せる食事法**のあらゆるパターンを身をもって経験している。

もっとも、いまあなたが**本当に痩せる食事法**を実行中で、うまくいっているのなら、それを守り抜こう。わたしたちが**明確な一線**を尊重し、それを守って生きると確約するのは、一貫性とシステムが幸せで、スリムで、自由な人生をもたらしてくれるからだ。さらには理想の自分に変えてくれるし、人生でやりたかったことを十二分にかなえてくれる。わたしたちは食事の先を見つめている。自己実現を果たし、世界にかかわる。それこそ、わたしたちのだれもが人生に望むものにほかならない。

とは言うものの、**明確な一線**を破ったからこの節を読んでいるのであっても、恐れなくていい。失敗しても復帰できるし、幸せで、スリムで、自由な人生はまだ目の前に差し出されている。**本当に痩せる食事法**でのわたしたちの使命は、完璧になることではないからだ。不屈になることである。

第5部

目標体重、維持、そしてその先へ

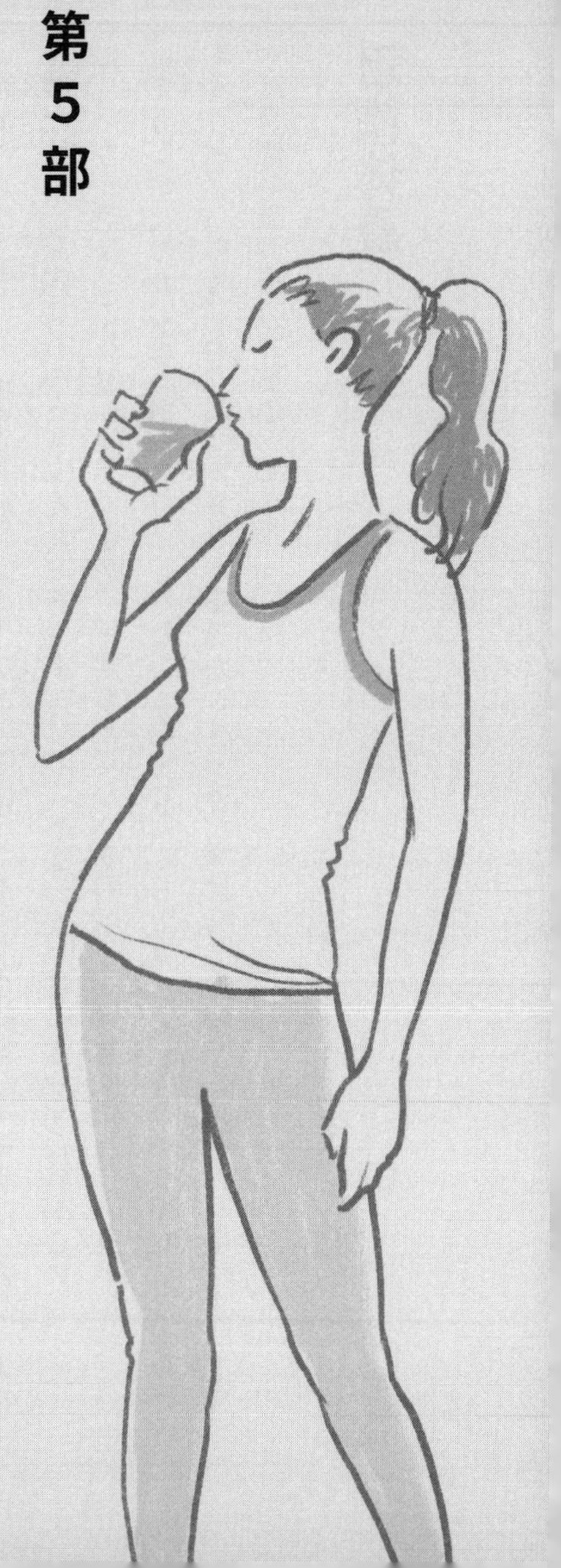

14 目標体重への到達

まるまるひとつの章をこのテーマにあてると知ったらあなたは驚くかもしれない。「痩せるまではとにかく減量のための食事計画を実行し、そのあとは維持のための計画に切り替える――簡単さ！」と思っているかもしれない。だが実際には、もう少し複雑だ。本章は計画のスムーズな移行を確実なものとするために書かれている。あなたが目標に届かずに終わるのは、わたしたちの望むところではない――が、目標をあっという間に通り過ぎてまわりの人からがんにでもなったのかと疑われるのも、わたしたちの望むところではない。そういう事態はしょっちゅう起こるので、わたしは減量をゆるやかにする方法を詳しく説明することにしている。まずは目標体重の決め方を述べよう。

目標体重

さっそく言っておくが、目標体重はあなたが思っているよりもずっと少なくなる可能性が高い。誤解しないでいただきたい——ちょうどいい体重よりも痩せろと強いるつもりはないし、痩せれば痩せるほどいいと言うつもりもない。多くの人は太ったまま、変わろうとして変われなかった年月が長いせいで、自分にどこまで可能で、どれくらいが最も健康的か、思いちがいをしている。わたしはそれを何度も目にしているだけだ。無理もないが、そういう人たちは大胆で先入観にとらわれない目標を設定することに慎重である。自分にとってのほんとうの適正サイズを見失っている。だとしても問題ない。

重要なのは、**本当に痩せる食事法**はその選択をあなたに委ねるということである。あなたの目標体重はあなたが選ぶ。わたし自身は、あるときから体が消えた——心の目に映らなくなった。いまでは体のことをほとんど考えない。腰をおろしても、贅肉が横からはみ出ていないだろうかと気にすることはない。服を着ても、色やカットやスタイルは——あるいは着心地は——考えるが、だぶついた脂肪を隠してくれるだろうかと悩むことはない。

大人になってから適正サイズの体になったことが一度でもあるのなら、たとえ高校や大学の時代にまでさかのぼらなければならなかったとしても、十中八九はそのときの体重が目標体重になる。現在70歳でも関係ない。あなたはきっとそこまで減らせる。笑いたければ笑うといい。もはや疑う余地がないほど、わたしはそれが実現するのを何度も見届けている。

大人になってから適正サイズの体になったことが一度もないのなら、なんらかの計算式を用いて、だいたいどのあたりが適当な目標になるかを割り出すことはできる。[1] 適当な目標にはとても思えないかもしれない。ブートキャンプ参加者はしばしば、目標に近づいたら改めて検討する可能性があるのを承知したうえで、当面の目標体重を設定する。これはきわめて理にかなった戦略だと思う。ほんとうの目標体重を最初にいきなり設定したら、パニックに陥ってしまう人も出てくる。わたしが最近手伝った人に、身長は157センチで体重は大人になってから90キログラムを下まわったことがないという女性がいた。目標体重は50キログラムから52キログラムくらいになるが、これは本人にしてみればあまりにも非現実的な数字だった。そこまで減らせる可能性は高いが、とりあえずは64キログラムを目標にすることとなった。こんな感じで問題ない。いまは不可能に思えても、6カ月もすれば楽に手が届くように思えてくる。

では、目標を絞りこんだら、どうやってそこにたどり着けばいいのだろうか。長年多くの人を手伝ってきたわたしは、飛行機の着陸のように見なすことにしている。減量のための食事計画では、あなたは長いあいだ巡航高度を飛行している。いまから慎重に計算したうえで目的地に到着しなければならない。空港の上空をいつまでも旋回していることはできない。着陸するためには変えなければならないことがいくつかある。そして軟着陸が望ましい。わたしは航空管制官となって、あなたが滑走路へと降下し、理想の目的地にずっととどまるのを手助けする。

減量の停滞

一部の人は（基礎代謝率が低い人は）減量の停滞に見舞われる可能性がある。とはいえ、体重が1週間変わらなかったからといって、パニックに陥るのはやめよう――停滞とは、**明確な一線**を完璧に守っているのに、**連続で4週間以上も体重がまったく減らない状態を指す。**そうなってしまったら、食事の量を減らすことが必要になってくる。**まずはナッツとデンプンの多い野菜と脂肪の多いタンパク質を抜こう。**2週間経ってもまだ体重が減らなかったら、2週間ずつあいだをあけて、つぎの修正を順々に試そう。はじめに、**朝食と昼食の果物を170グラムの温野菜に変える。**必要なら、つぎは**昼食と夕食の脂質をティースプーン1杯に減らす。**必要なら、つぎは**すべてのタンパク質を女性は4分の3に、男性は3分の2に減らす。明確な一線**を明確に守ろう。維持の段階がはじまったら、体重が目標に到達して安定するまで減らしたときと逆の順で、食べ物を加えていく。

減量をゆるやかにする

減量が順調に進んだら、どこかの時点で維持へ移行しなければならない。減量がゆるやかに止まってちょうど理想の体重になるまで、食事計画で食べる量を少しずつ増やすのが大原則になる。

これは順を追っておこなう。

まず、目標体重から5キログラム以内になったら、少なくとも週に一度は体重をはかる必要がある。月に一度では頻度が低すぎて必要なデータが得られない。毎日はかってもかまわないが、この移行段階では、週ごとの数字に注意を向けたほうがいい。

つぎのステップを決めるにあたって重要なのは、減量の平均スピードを確かめることだ。それは「とても速い」「速い」「ふつう」「遅い」のカテゴリーに分類される。「とても速い」は週におよそ**1・2キログラム**（以上）痩せている場合になる。男性はここに当てはまるときが多い。「速い」は週におよそ**1キログラム**、「ふつう」は週におよそ**0・7キログラム**、「遅い」は週におよそ**0・5キログラム**（以下）だ。

時間とともに減量スピードが遅くなっているのなら、現在のスピードを用いる。自分のカテゴリーを確かめたうえでこの先を読もう。ここで気になった人もいるだろうが、8章で述べたとおり、**急速な減量は健康に悪いというのは俗説だ。逆に減量のスピードが遅くても絶望するべきではない。**わたしたちはみな幸せで、スリムで、自由になるために同じ旅を歩んでいるのであり、だれしもこの旅では維持の段階が圧倒的に長くなる。減量の段階は例外なく、貴重だが短いひとときになる。ほかの人よりも早く移行する人もいるが、必ずしもそれが好ましいわけではない。どんな進み方にも利点がある。

維持の段階へなめらかに滑りこむためには、つぎに示す順番どおりに食べ物を増やしていく。何かの食べ物が（たとえば穀物が）きらいなら、ほかの食べ物を（たとえば野菜や脂質やタンパク質を）代わりに増やしてもかまわない。

維持の段階へ移行するときに食べ物を増やしていく順番

1 火を通した穀物110グラムを昼食に加える
2 朝食の穀物を1・5倍に増やす
3 朝食のタンパク質を2倍に増やす
4 火を通した穀物110グラムを夕食に加える　↑女性の場合、維持のための食事計画はたいてい1から4までとなる
5 夕食に果物をひとつ加える
6 昼食の穀物を170グラムに増やす
7 夕食の穀物を170グラムに増やす
8 朝食の穀物を2倍に増やす　↑男性の場合、維持のための食事計画はたいてい1から8

までとなる

9　昼食の野菜を225グラムに増やす

10　夕食の脂質を2倍に増やす

11　昼食の脂質を2倍に増やす

12　昼食の穀物を225グラムに増やす

13　夕食の穀物を225グラムに増やす

14　朝食に30グラムのナッツを加える

15　昼食に30グラムのナッツを加える

16　夕食に30グラムのナッツを加える　↑アスリートや並はずれて活動的な人はここまで増やすか、さらに追加する

食べ物をふたたび増やす

何千もの人たちの経験から、つぎのような事態が予想される。

1　食事計画を変えるのは恐ろしいかもしれない。決まった食べ方を長いこと熱心につづけ

ていたのだから、食べ物を増やすのはやましく感じるかもしれない。ひどく落ち着かなくなる場合もある。実行するのに抵抗を感じるかもしれない。しかし、この移行の時点では、食べ物を増やすのはあなたにとって健康的な選択になる。

2 リバウンドしてしまうのではないかと怯えるのはよくあることだ。体重が減っていくのを何カ月も見つづけたあとで、やり方を変えるのだから、これもごく当たり前の反応である。**明確な一線**を守りつづけているかぎり、そんなことにはならない。リバウンドすることはない。

3 食べ物をふたたび増やした直後は体重が増えるかもしれない。これは正常なことである。そのまま食べつづけ、正確に食べ物の重さをはかりつづけよう。1、2週間で体重はもとに戻るはずだ。増やした食べ物に体が慣れたら、また体重は減りはじめる。そうなったらつぎの食べ物を増やそう。観察を怠らないこと。1週間経ってもまだ体重が減っているのなら、さらに食べ物を増やす。減っていないのなら、しばらく観察する。順を追っていこう。

・減量スピードが遅い場合

この場合はいちばん簡単だ。目標体重に到達するまで、減量のための食事計画をつづけよう。それから食べ物をひとつ増やす。一覧では、1番目は昼食に穀物を110グラム加えると記してあるが、夕食前より昼食前のほうが空腹になりやすいのなら、先に朝食のほうを増やしてもかまわない。このときは維持のレベルに応じて、まず2番と3番を朝食でおこなう。いましがた述べたことを頭に入れておこう——体重は少し増えるかもしれない。これは一時的なものである。慌てないようにしよう。

減量のための食事計画がたまたま体にちょうどいい量となっていたために、ずっとそれをつづける人もいる。しかし、体重が減りつづけて目標に近づいている人は、おそらくそのかぎりではない。安定させるために少なくともいくらかは食べ物を増やす必要がある。

・減量スピードがふつうの場合

目標体重まで1キログラムほどになったら、最初の食べ物を増やそう——前述の内容を参考に、昼食か朝食に加える。あとは遅い場合の指示にしたがう。食べ物を増やしていって減量が止まったら、それが維持のための食事計画になる。

・**減量スピードが速いかとても速い場合**

減量スピードが速い場合は、目標体重まで2キログラムほどになったら最初の食べ物を増やそう。とても速い場合は、目標体重まで5キログラムほどになったら最初の食べ物を増やす。あとはほかの場合と同じようにする。

維持のダンス

ほとんどとまではいかなくても多くの人にとって、目標体重は多少は揺れ動くものであり、維持しながら生活するのはダンスを踊るようなものである。食事計画をひとつ決めてそれにずっとしたがうことになる可能性は低い。体は変わってくるし、代謝も変わってくるし、「目標体重」の概念も変わってくるはずだから、状況に応じて食べ物を増やしたり減らしたりしなければならなくなる。維持の段階でも週に一度以上は体重をはかろう。この旅の情報源とするためにそのデータが必要になってくるはずだ。

見た目の変化

目標体重に近づくと、特に顔と首のあたりがやつれて見える場合がある。目標体重に到達して2、3カ月もすれば、たとえまったくリバウンドしていなくても、たいていこれは回復する。急速な減量はそんなふうに見えるだけだ。だから家族には心構えをしておいてもらおう。不健康なことは何もしていないし、バラ色の頬はいずれ戻ると安心させよう。

同様に、友人や家族や知人の多くはあなたの痩せ方を心配するものだと覚悟しておこう。「それ以上痩せてどうするのよ」などと言ってくるはずだ。まだ10キログラムも（ことによると20キログラムも）痩せなくてはいけないときでも。こちらとしては、笑みを浮かべ、気遣いに感謝するといい。まわりの人が騒いでも動じないようにしよう。あなたはなんの問題もない。あなたが目標体重に到達してしばらくすれば、まわりの人も落ち着く。あなたが拒食症を患っていたり、体重30キログラムをめざしたりしているのではないかと、心配していただけなのだから。

肌

はじめに安心材料を言っておくと、だれもがたるんだ肌をかかえこむわけではない。**本当に痩せる食事法**を実行して50キログラムも減量したのに、肌がもとに戻った人もいる。肌がたるんでしまい、1年ほど様子を見たうえで、手術による除去を決断した人もいる。この手術は必ずしも保険が利くわけではないが、利くときもある。シャロンという女性はあまった皮膚がこすれて痛みがあり、医師がうまく申請してくれたおかげで、保険が適用された。受け入れる道を選ぶ人もいる。「服があってよかった」という具合に。

これは目標体重に到達したときに心から自分の体に満足できるのかという問題に関係してくる。よく聞かれるのは「イエス！」という力強い声だ。**本当に痩せる食事法**を実行後の見た目を大いに気に入る人は多い。とはいえ、現実的になってみよう。ほとんどの人の体は、エアブラシで修正した雑誌やフォトショップで加工した広告が押しつける理想に一致しない。肌がたるんでいるかもしれないし、子供を産んでいるかもしれないし、単に歳をとっているかもしれない。わたしに言わせるなら、歳をとったら自分の体に対してそれなりに謙虚な見方をするべきである。ビキニモデルのようにはなれないだろうが、それでかまわない。わたしたちの体には見た目をはるかにうわまわる価値がある。実際、**本当に痩せる食事法**を実行した人たちが何よりも喜ぶのは、機敏さと活力を取りもどせることだ。何年も締め出されてきた活動にふたたび取り組める。見ないようにしていた人生の扉が開く。同時に、文字どおり何千もの人々が自分の外見に歓喜するのをわたしは目にしている。どちらも真実だ。

いつまでこれをつづけなければならないか

三女を産んでからほどなく、上のふたりの娘はよちよち歩きを卒業した。それとともに、ふたりの前で食べ物の重さをはかるのがためらわれるようになった。わたしは食事心理学を講義していた——母親の食事ノイローゼがいともたやすく子供に受け継がれるのを示す研究をよく知っていた。

わたしの講義では、子供の食事の単元で、エリン・サッターの「有能な摂食者の原則」を教えた。[2] 11章で述べたとおり、食事の時間に食べるようにしているかぎり、これが充分に配慮したうえで好きなものを好きなだけ食べる許可を自分に与えるというのがサッターの考え方だ。有能な摂食行動の鍵は許可であり、ほかはすべて病的な行動ということになる。

当時のわたしは、12ステップのプログラムを18年間つづけていた。検討していない問題は残っていないし、過食につながる感情から完全に解放されていたと言っても過言ではなかった。さざ波ひとつ立たない池になった気分だった。こんなふうに言っていたのを覚えている。「最近では、食べ物で自分を苦しめるなんて想像すらできない。どうして自分がそんなことをする？　いまさらするわけがない」。

そこでわたしは、変化を起こすことにした。熟慮に熟慮を重ね、自分のために支援体制を整えた。コーチを手配し、頼りになる20〜30人のリストを作ってスマートフォンに登録した。そのうえで、食事計画を完璧に遵守するようになって実に6年が経ったすえに、ブラウニーをひとつ口に入れた。注意深く食べた。深く息を吸った。ひと口ひと口を味わった。おいしかった。もうひとつ食べたくはならなかった。わたしはそれを勝利のしるしとして胸に刻み、有能な摂食者になるために世界に踏み出した。

結果がどうなったかと言うと、にわかに食事の管理がまた仕事のように感じられ、しかもその仕事がしだいに負担になっていった。体重が少しずつ増えはじめたのは予想どおりだったが、それ以上は増やしたくなかった。だから体重を必死にコントロールするというゲームに戻った。こんな内面のゲームだ。「今夜は例外にしようか。夕食を多くするから昼食は少なくしようか。きのうはいつもより多く食べたからけさは運動しないと。仕事を切りあげて、ほんとうに食べたいケーキとアイスクリームを昼食に食べたら、そこで止められるだろうか。それとも1人前ではなく5人前を食べてもいいという許可が出るのだろうか」。もはや異常だった。そしてこの異常は度を越していった。3人の幼い子供をかかえてフルタイムで働いている身には、率直に言って、そんなことにかまけている暇はなかった。生活は急速に収拾がつかなくなっていった。また太りたくないのなら、有能な摂食者は自分にはうまく働かないと、わたしはすみやかに悟った。そしてわたしはけっして太りたくなかった。だからほかのことを試した。わたしは「研究」をおこなっていたわけで、その間は食事と体重を管理するほかの方法を思いつくかぎり試した。しかし、わたしの要求水準はきわめて高かった。わたしは幸せで、スリムで、自由になりたかった。それ以下で妥協するつもりはなかった。だが何をしてもだめだった。長いあいだ享受していた自由は取りもどせなかった。そして娘たちにとって、食事の面での適切な役割モデルにはまったくなれていなかった。慎重かつ熱心な試みを11週間ほどつづけたすえ、わたしは白旗を掲げ、**明確な一線**にふたたびしたがうという褒美を自分に与えた。

この間、わたしの脳内では何が起こっていたのか。**明確な一線**のおかげで、わたしは感受性の点数が2点か3点くらいの状態で長年生活できていた。それならどうして、**明確な一線**を放棄しても、食べ物に対して中立的でいつづけることができなかったのだろう。内面の問題をごまかすために食べていたわけでも、生活の「重荷」から目をそらすために食べていたわけでもないのに、どうして感受性の点数はすぐさま10点へと戻りはじめたのだろう。

神経科学の面から見ると、わたしたちの日々の行動は、脳内で神経線維束と呼ばれる物理的な「川」を作る。のちに神経のエネルギーを新しい方向へ向け、新しい神経線維束を作ったとしても、乾いた川床に似たものが残される。それは消滅するわけではない。新しい習慣は水の流れを変えて別のところへ向かわせるが、水がもとの流れに戻ることはありうる。わたしが気づかされたのもそれだ。かつての食物依存症は乾いた川床となって残りつづけ、わたしを待ち受けていた。

前にも述べたとおりで——これでもっとはっきり伝わったかもしれないが——感受性スケールのクイズが、食習慣が最悪だった時期を振り返るよう求めるのは、これが理由である。最も深い川床はそのときに作られる。大きく成長したとしても、食習慣が大幅に改善されたとしても、その古い流れを使おうとする傾向は物理的に残っている。あなたの脳はまだそれを有効な道筋ととらえているのである。

かつてわたしの脳が依存の道の奥深くまで迷いこんだことは重ねて言っておきたい。そこまで深刻な経験をしたことがない人はいるだろうし、そういう人の感受性の点数は3点とか5点とかだろう。だから、ここでいろいろ述べたとはいえ、思いきって自分なりの実験をしてみるのもいい。わたしの気に入っている言いまわしのひとつに、けっしてだれかの「研究」を拒まないというものがある。わたしの研究をする必要があったかどうかだって、だれにもわからないのだから。

要するに、あなたには2つの選択肢がある。計画を守って新しい人生を楽しむか、そこから逸脱する実験をおこなったらどうなるかを自分で確かめるかだ。わたしの経験から言って、自分を幸せで、スリムで、自由にしてくれた事柄を日々おこなうのをやめたら、幸せで、スリムで、自由な人生という利点はあっという間に消える場合がほとんどだ。

そういうわけで……幸せで、スリムで、自由に生きたいのであり、つかの間の減量に成功してはリバウンドして意気消沈することの繰り返しをとにかく避けたいのであれば、わたしも思い知ったが、目標体重に到達したあとも、ずっと役立ってくれた日々の習慣を忠実に守る必要がある。そのころには、それが自分にとってとても有利な交換条件だと思えているはずだ。

15 結び——幸せで、スリムで、自由な人生

わたしの経験から言って、幸せで、スリムで、自由な人生の最良の部分は、体の状態ではなく心の状態である。ブートキャンプに参加した人の多くは、目標体重に到達するよりずっと前に、幸せで、スリムで、自由になったように感じると報告している。この新たな力強い心の状態は、**本当に痩せる食事法**によってもたらされる脳内の明確な変化のたまものである。最終章となる本章では、その魔法を感じてもらおう。

幸せ

わたしたち科学者は、食事が脳に与える影響を学びはじめたばかりだ。しかし、科学に教えてもらうまでもない。自分で感じることができる。あなたはきっと以前よりも幸せを感じるようになる。心が軽く、明るくなる。爽快な目覚めを迎えられる。ふさいだ気分は晴れ、人生が

ようやく自分のために動きはじめたように感じる。

事実、**本当に痩せる食事法**をしばらくおこなうと、抗うつ剤などの精神科の薬が要らなくなる人は多い。もちろん、かかりつけの医師に相談しよう。本書の記述はどれも、医師の助言のように扱うべきではない。投薬治療をつづけざるをえない人もいる。それでも、わたしの知るかぎり、多くの人は――もしかすると大多数は――いずれ薬を断つのに成功する。

どうしてこんなことが起こるのだろう。理由は少なくとも4つある。

第一に、加工食品をほとんど食べないかまったく食べないでいると、気分が明るくなりやすい。**特に糖類は抑うつ効果があることで知られている**。[1]

第二に、果物と野菜の大量摂取は、気分の昂揚、不安や抑うつの低減と相関関係がある。研究によれば、野菜を1日食べつづけたティーンエイジャーは、食べた直後から幸福感を覚えたと報告している。[2] **毎日野菜を食べる大人は、野菜を食べる頻度が少ない大人に比べ、抑うつと不安の程度が低く**、[3] **果物と野菜の摂取量を増やすにしたがって幸福感が増すという**。[4]

第三に、食事の**オメガ3脂肪酸とオメガ6脂肪酸の適切なバランスが保たれると、幸福感が増して抑うつ感が減る**。脳はおよそ60パーセントが脂質でできており、この必須脂肪酸は脳が機能し、活動し、回復する能力を大きく左右する。[5] 重要な点として、オメガ6脂肪酸とオメガ3脂肪酸の摂取比率は**5対1以下になるべきで、2対1から1対1になるのが理想である**。[6] オメガ6脂肪酸は西洋型食生活に驚くほど広く行き渡っている。大豆油が——ほかの植物油も——あらゆるものに忍びこんでいるからだ。クラッカー、クッキー、チップス、サラダドレッシング、マヨネーズといった加工食品は、わたしたちが対応できる限度を超えて、オメガ6脂肪酸を体に取りこませる。今日では、ほとんどの人のオメガ6脂肪酸とオメガ3脂肪酸の摂取比率は、恐ろしいことに15対1から25対1にも達している。[7] けれども、加工食品を食べるのをやめれば、ほら！ オメガ6脂肪酸の摂取量は劇的に減り、適切なバランスがもたらされ、結果として気分が改善される。この流れを後押ししたいのなら、オメガ3脂肪酸を豊富に含む天然のサーモンやチアシードやフラックスシードを食べるといい。もっとも、糖類と穀粉をすべて断つだけでも、充分な効果が得られる。

最後に、**本当に痩せる食事法**では果物と野菜全般、特にブルーベリーやケールなどのまともな食品を食べる。そして言うまでもなく、軟らかいカロリーの塊をまる呑みにするのではなく、よく噛んで食べる。これによって神経新生と呼ばれるきわめて重要で貴重な現象が——脳内での新たな神経細胞の形成が——うながされる。その結果、セロトニンの生成量が増えて気分が改善されることは研究から明らかになっている。[8]

スリム

スリムになることに関して言っておかなければならない重要なことがある。痩せることを褒めそやしている身でこんなふうに言うと驚かれるかもしれないが、幸せでも自由でもないのにスリムになったところで、なんの意味もないとわたしは考えている。ひたすら痩せたがる人はあまりにも多い。しかし、「スリム」は「よい」と同義ではない。まったく望ましくない痩せる方法はたくさんある――メタンフェタミンをやるとか、病気になるとかだ。適切な方法で痩せ、幸せと自由がそこに組み合わさってこそ、最高の気分を味わえる。スリムな体を手に入れ、毎日口に入れる食べ物によって自分を慈しみながら育てていると実感できるのは、とても心地がいい。

スリムな体をずっと保つうえで**本当に痩せる食事法**が非常に有効である理由のひとつは、このプログラムが目標を定め、それを不動に保つことである。望ましい行動は明確に定められ、変わることはない。自分がその行動をしたかしていないか、思いちがいをすることはない。ほんの数日間でも**明確な一線式生活**を実行したら、この方法には効果があるとわかる。目標体重に到達したあとは、いつの間にか少し太っても、すぐに振り返って自分がどこで道を誤ったか見極め、必要な修正をおこなうことができる。

あらゆる手を尽くして減量を試みても、目標にはまったくたどり着けないという状態があまりにも長くつづいたわたしにとって、いきなりスリムになってしかもその体を保てるというのは、舞踏会の夜に妖精の女王が魔法の杖を振ってシンデレラに変身させてくれたような気分だった。天にものぼる心地だった。そして多くの点で、いまもそんな心地でいる。スリムになった恩恵は数えきれないほどある。服に体がはいるだけでなく、似合う。ジーンズでも！ 水着でも！ 太って着られなくなった新品同様の服を仕方なくクローゼットの奥にしまいこむことはもうない。気に入った服は着古すまで何年も着られている。子供たちとプールに行くのは大好きだし、自信が持てる。特別な機会のためにめかしこみ、体にぴったりと合う服を着て、すてきだと自賛できるのも最高だ。つま先に手が届くし、だれかに手伝ってもらわなくても楽々と靴紐が結べる。子供たちと床を転げまわれるし、膝を胸に抱き寄せられる。ウェイトリフティングをすれば、筋肉が脂肪に覆われていないので成果がすぐにわかる。外見と内心の望みが一致しているように思える。適正サイズの体で世界に向き合える。仕事のインタビューやイベントの際も、見た目で悩んだり、サイズのせいで白い目で見られるのではないかと悩んだりせずに済む。夫の隣に立って友人や同僚に会うときも、自分の外見のせいで夫がいやな思いをするのではないかと気にしなくていい。減量のことをもう考えなくていいので、自分がこの世界でやりたいと思っていることを気兼ねなくやれる。それがもたらすものこそ……。

自由

感受性の点数が非常に低い人から、「『自由』とはどういう意味なの?」と訊かれることがある。そんなときはとっさに脳を交換してあげたい気分になる。自由とは、食物への執着からの自由である。体重で思い悩むことからの自由である。何を食べたのか、何を食べるつもりなのか、それが自分の人となりにどういう意味を持つのかといった、頭の中で延々と繰り返されるやりとりからの——食事を後悔しては食事の計画を立てる無限ループからの——自由である。

体重に関するこのやりとりがわたしたちの脳のどれだけの部分を占めてきたかは侮れない。それはまさしく人生の無駄にほかならない。わたしにも、仕事から結婚、友人、子供たちに至るまで、集中して考える価値のある前向きな事柄はいくらでもある。あなただってそうだろう。妥協したり取引したり計画したり計算したりするために脳を使うことに、わたしはもう1秒たりとも人生を費やしたくない。計算の対象がキログラムだろうと、カロリーだろうと、キロメートルだろうと、それは有害なやりとりである。そんなやりとりにはもう終止符を打つ。

本当に痩せる食事法の習慣を採用したときのもうひとつの大きな利点は、意志力の消耗に対して強くなることである。もともとの意志力が強化されることはないが、脳の機能は強化される。たとえ意志力を消耗するような数々の出来事に直面しても。これのすごいところは、人生のあらゆる面にまでこの強さが波及することだ。洗濯をまめにやるようになったり、禁煙したり、カフェインが要らなくなったり、やるべきことを先延ばしにしなくなったり、クローゼットの中が整頓されたりする。これは研究が裏づけているし[9]、わたしもブートキャンプで何度も目にしている。

よぶんな体重を落とし、生活を整え、ほかの厄介な悪習を断つとともに、あなたは新しい世界に足を踏み入れる。晴れやかに自由を味わいながら。時間ができ、脳に余裕ができ、目的と意味のあるすばらしい新たな道が開ける。最高のバージョンの自分になり、何より憧れていたがとうにあきらめていた夢を追求できる。そしてそれこそが、**本当に痩せる食事法**の目的にほかならない――この星の20億人を苦しめているよぶんな体重、その下に埋もれた人間の可能性を解き放つことが。

持続可能な減量の未来

本当に痩せる食事法がめざすのは、世界で最も効果的な減量プログラムとして周知され、科学的にそれが証明されることである。だがそのためには長期にわたるデータが要る。わたしたちは現在、プログラムの卒業生たちの追跡調査をおこなっており、10年後あるいは20年後にどうなっているかをぜひ見届けたいと思っている。

いまのところ集まっているデータは、自己選択によるサンプルに基づいていて、量も多くない。オンライン調査に回答してくれた人々の情報しかないからだ。したがって、これから示す数字は人口全体にまで適用できるものではない。とはいえ、現在までにわかったことは、ほかのプログラムの典型的な結果と大きくちがっている。ウェイト・ウォッチャーズを対象にした研究や、[10] ジェニー・クレイグが（本来なら有料なのに無料で）提供したパッケージ食を用いた研究によれば、[11] プログラムを開始して2年で、実行者は開始時の体重の8パーセントから9パーセントを落としている。たとえば、73キログラムではじめた人は2年で6キログラムほど落とすことになる。

これに対し、**本当に痩せる食事法**のブートキャンプを通常どおり実行すると、2カ月で開始時の体重の10パーセントにあたる9キログラムを平均して落とすという回答結果が得られている。減量幅も大きいし、スピードは12倍だ。しかもこの平均には、摂食障害を治すためにブートキャンプに参加して体重が増えた人も含まれている。

ブートキャンプが終わったあとも、回答者の87パーセントは減った体重を維持しているか、減量しつづけている。1年以内に28パーセントが目標体重になり、もっとたくさんの人が体重を減らしつづけている。目標体重に到達した人は平均して開始時よりおよそ25パーセント減量している。つまり73キログラムではじめたのなら、平均して18キログラムほど痩せる。もちろん、もっと減量する人は多い。

これまでのところ、目標体重に到達した人の84パーセントがそれを維持している。84パーセントもだ！　ほかのプログラムよりどれだけ率が高いか、ぜひ伝えたいところだが、あいにくそれは無理だ。これほど多くの人が理想の体重に到達してそれを維持している食事プログラムは、どこを探してもほかに存在しないからだ。

わたしたちの研究が示しているのは、糖類と穀粉をけっして体に入れまいとした人たちが成功しているということだ。本当に痩せる食事法のツールを活用した人たちが道を踏みはずさないこともわかっている。

前にも述べたが、わたしは本当に痩せる食事法警察ではない。ちゃんとあなたが食べるものを書き留めているか、毎晩のチェックシートを使っているかと、家まで確かめに行ったりはしない。しかし、データは明白だ。示されたとおりにプログラムをおこなうと確約した人は脳が回復し、適正サイズの体へ近づいていく。ほかのどんなダイエットもこれにはかなわない。

減量の研究の未来

本当に痩せる食事法が成功し、何千もの人が生まれ変わったような経験をしていることにわたしはとても興奮している。それはわたしの人生にとって大きな意味がある。だが、まだはじまったばかりだ。わたしたちには大胆なビジョンがあり、それは世界中で肥満と減量と栄養学と健康の未来を劇的に変えることだ。変革をうながし、既成概念を打ち破り、物語を変えたいとわたしたちは考えている。永遠に。

２０４０年までに、１００万人が**本当に痩せる食事法**によって目標体重に到達するのを見届けたい。それがわたしたちのエヴェレスト・ゴールだ。

そして科学者であるわたしは知っている。それには研究が必要だということを。**本当に痩せる食事法**が何十年にもわたって有効であることを証明し、その成功に最も決定的な要因を突き止め、貧しい人でもすべてのツールを活用できるようにブートキャンプへの保険適用を訴え、利用可能な最新テクノロジーを取り入れていかなければならない。

すでにわたしたちは**本当に痩せる食事法**で研究をおこなっているし、教育機関などとも連携している。そしてわたしが共同設立した非営利の研究財団である持続可能な減量研究所は、世界中の科学者と協力してつぎの段階の問いに答えようとしている。たとえばこういった問いだ。

・長期にわたる減量とそれにともなう健康転帰

どれだけの人が**本当に痩せる食事法**を長期にわたって守れるか。どれだけの人が目標体重をずっと維持できるか。精神科の薬の処方や血圧や心疾患や糖尿病にどんな影響があるか。

・依存の神経生物学

糖類と穀粉を食べないようにしてから、側坐核のドーパミン受容体が回復するまでどれだけ時間がかかるか。パンで脳の欲求が満たされる人もいれば、キャンディーで満たされる人もいるのはなぜか。糖類と穀粉を含んでいなくても、ピーナッツバターとベーコンがよくむちゃ食いの対象になるのはなぜか。感受性スケールはこういったことにどうかかわってくるか。痩せているのに感受性の点数が高い人の脳は、肥満した人の脳と似ているか。

・栄養学と減量

脂質と動物性タンパク質は健康と減量にどのような影響を与えるか。現在では、動物性タンパク質を多く食べる人は糖類と穀粉も食べている――大半のビーガンも同じだ。**本当**

に痩せる食事法を実行している人で、なんでも食べる人とビーガンの人を長期にわたって比較し、糖類と穀粉を断って野菜を大量に食べるようにしたら、少量の肉や乳製品や脂質が健康に与える影響は少なくなるかを確かめたい。

喜び

ポケットにマシュマロを入れてカリフォルニア大学バークレー校のキャンパスをのそのそと歩いていたころは、自分が自信を持ってビキニを着られる人間になれるとは夢にも思っていなかった。体のことで悩まずに元気いっぱいに30代を過ごし、そのまま40代を迎えられるとも夢にも思っていなかった。いまの自分は、幸せで、建設的で、正しい人生を歩めている。この新しい人生へと送り出してくれた食習慣を見つけられたことに、わたしは心から感謝している。その理由を自分や何千もの人たちに説明できるだけの科学を明らかにできたことにも、心から感謝している。

正直なところ、この**本当に痩せる食事法**という運動が現れ、高まりつつあることは、奇跡のように感じられる。すべてがはじまった10年以上前に自分が経験した、減量という変身にまさるとも劣らない奇跡だ。いまわたしは、本書の最後となるこの節を、真夜中過ぎにフォードのピックアップトラックＦ１５０の暗い助手席で書いている。アメリカを車で旅している最中で、ハンドルは夫が握り、３人の幼い子供たちは後部座席で眠っているのだが、わたしは改めて心底驚いている。あるものと言えばメールのニュースレターと毎週のブログと簡単な2カ月のオンライン講座だけだったのに、インターネットの力のおかげで、かなり短期間のうちに、75以上の国の人々がのべ13万キログラム以上を減量した。ほんの1年前、その数字は50カ国と5万キログラムだった。すさまじい速さでこの運動は広まっている。わたしたちは四六時中オンラインで助け合い、いたわり合い、絆を感じている。あらゆる喜び、賞賛、自由を共有している。だがわたしはこうも確信している。本番はこれからだと。

きょうあなたがこれをどこで読んでいようとも、どんなに先の未来で読んでいようとも、いまどう感じていようとも、苦悩と失望にどれほど打ちのめされていようとも、希望を与えたい。あなたはひとりきりではない。解決策はある。ロードマップはあり、それは必ず役に立つ。最後に、そう遠くない未来、**本当に痩せる食事法**に取り組んでよぶんな体重をすべて落とした自分を想像していただきたい。

真剣に。

目を閉じて思いをめぐらしてみよう。

朝の目覚めは感謝したくなるほど爽快で、とにかく気分がいい。両足を床におろして伸びをする。両腕を脇に垂らすと肘が内側に寄り、胴の細さを感じる。関節のどこも痛くない。かがむとつま先に手が届き、その場で少し跳びはねてみると体は軽快に動く。

自信も湧いている。これ以上ないほど上手に歳をとれているし、健康管理がしっかりできていると自覚している。機嫌はよく、安定している。

クローゼットへ歩み寄ると、服はどれも同じサイズで、どれも体に合う。ひとつ残らず。服を着れば見た目に満足できるとわかっている。広告塔になった気分だ。まわりの人からはよくこう訊かれる。「どうしてそんなに楽しそうなの?」。

毎日がこんな感じだ。喜びに胸を躍らせて世界と向き合い、友人や家族の自慢の種になる。**本当に痩せる食事法**の旅でたくさんの友人を作り、世界は広大でかぎりなく豊かになる。自分がはじめた新しい計画と人生の新しい方向に昂揚する。阻むものは何もない。こうなれるとずっと信じていた自分になっている。

これがあなただ。自分は不屈だと実感している。

これがあなただ。幸せで、スリムで、自由な人生を送っている。

これはただのスローガンではない。あなたの生き方だ。

Press,136.

10 Lowe,M.R.,Kral,T.V.E.,& Miller-Kovach,K.(2008). Weight-loss maintenance 1,2 and 5 years after successful completion of a weight- loss programme. *British Journal of Nutrition*, 99(4),925–930.doi: 10.1017/S0007114507862416; Chaudhry,Z.W.,Clark,J.M.,Doshi,R.S.,Gudzune,K.A.,Jacobs,D.K.,Mehta,A.K.,et al.(2015). Efficacy of commercial weight-loss programs:An updated systematic review. *Annals of Internal Medicine*, 162(7),501.doi:10.7326/M14-2238.

11 Rock,C.L.,Flatt,S.W.,Sherwood,N.E.,Karanja,N.,Pakiz,B.,& Thomson,C.A.(2010). Effect of a free prepared meal and incentivized weight loss program on weight loss and weight loss maintenance in obese and overweight women: A randomized controlled trial. *JAMA*, 304(16),1803–1810.doi:10.1001/jama.2010.1503.

gastric emptying and colonic filling of solids characterized by a new method. *The American Journal of Physiology*, 257(2,Pt.1),G284.

12 レストラン、旅行、特別な機会

1 Wing,R.R.,& Phelan,S.(2005). Long-term weight loss maintenance. *The American Journal of Clinical Nutrition*, 82(1Suppl.),222S.

13 もし明確な一線を破ってしまったら

1 そのころのわたしは、食べるものをなるべくシンプルで純正なものにしようと考え、すべての調味料をやめていた。もっと重要なのは、塩までやめていたことだ。わたしは低血圧の家系で、当時は知らなかったのだが、血圧は上が75、下が50しかなかった。さらに心原性失神を患っているので気を失いやすい。解決策は単純であり、どの医師に訊いても同じ指導をされた。食べ物に塩味をつけなければならないということだ。しかも濃いめに。こうしてわたしは教訓を学んだ。

2 Herman,C.P.,& Mack,D.(1975). Restrained and unrestrained eating. *Journal of Personality*, 43(4),647.

14 目標体重への到達

1 「理想の体重」を割り出す計算式はたくさんあり、インターネット上で見つけられる。最も古いもののひとつは、Broca P. P. (1871/1877). *Mémoires d'anthropologie*. Paris. で提示された。著者はブローカ野を発見したあのポール・ブローカ医師である。それによると、身長60インチ（5フィート）まではおおむね女性が100ポンド、男性が110ポンドで、あとは1インチごとに5ポンド増える。体組成の差を考慮し、ブローカは割り出した数字の85%以上115%以下が望ましい体重だとした。

2 Satter,E.(2007). Eating competence: Definition and evidence for the Satter eating competence model. *Journal of Nutrition Education and Behavior*, 39(5),S142–S153.doi:10.1016/j.jneb.2007.01.006.

15 結び —— 幸せで、スリムで、自由な人生

1 Popa,T.& Ladea,M.(2012). Nutrition and depression at the forefront of progress. *Journal of Medicine and Life*, 5(4),414–419.

2 White,B.,Horwath,C.,& Conner,T.(2013). Many apples a day keep the blues away—daily experiences of negative and positive affect and food consumption in young adults. *British Journal of Health Psychology*, 18(4),782.

3 Gomez-Pinilla,F.,& Nguyen,T.T.J.(2012). Natural mood foods:The actions of polyphenols against psychiatric and cognitive disorders. *Nutritional Neuroscience*, 15(3),127.

4 Mujcic,R.,& Oswald,A.J.(2016). Evolution of well-being and happiness after increases in consumption of fruit and vegetables. *American Journal of Public Health*, 106(8),1504–1510.

5 Chang,C.,Ke,D.,& Chen,J.(2009). Essential fatty acids and human brain. *Acta Neurologica Taiwanica*, 18(4),231.

6 Simopoulos,A.P.(2002). The importance of the ratio of omega-6/ omega-3 essential fatty acids. *Biomedicine & Pharmacotherapy*, 56(8),365–379.doi: 10.1016/S0753-3322(02)00253-6.

7 Russo,G.L.(2009). Dietary n-6 and n-3 polyunsaturated fatty acids:From biochemistry to clinical implications in cardiovascular prevention. *Biochemical Pharmacology*, 77(6),937–946.doi:10.1016/j.bcp.2008.10.020.

8 Stangl,D.,& Thuret,S.(2009). Impact of diet on adult hippocampal neurogenesis. *Genes and Nutrition*, 4(4),271–282.doi:10.1007/s12263-009-0134-5.

9 Baumeister,R.,& Tierney,J.(2011). *Willpower:Rediscovering the greatest human strength*. New York: Penguin

blood pressure and heart rate in youth. *Psychosomatic Medicine*, 66(6),909–914.doi: 10.1097/01.psy.0000145902.91749.35.

8 Schienker,B.R.,Dlugolecki,D.W.,& Doherty,K.(1994). The impact of self-presentations on self-appraisals and behavior: The power of public commitment. *Personality and Social Psychology Bulletin*, 20(1),20–33. doi:10.1177/0146167294201002.

9 Nyer,P.U.,& Dellande,S.(2010). Public commitment as a motivator for weight loss. *Psychology and Marketing*, 27(1),1–12.doi: 10.1002/mar.20316.

10 Seligman,M.(2011).Find three good things each day. Retrieved from http://www.actionforhappiness.org/take-action/find-three -good-things-each-day

11 Kazdin, A. E. (1974). Reactive self-monitoring: The effects of response desirability, goal setting,and feedback. *Journal of Consulting and Clinical Psychology*, 42(5),704–716.doi: 10.1037/h0037050.

12 Baumeister,R.F.,DeWall,C.N.,Ciarocco,N.J.,& Twenge,J.M.(2005). Social exclusion impairs self-regulation. *Journal of Personality and Social Psychology*, 88(4),589–604.doi:10.1037/0022-3514.88.4.589.

13 McCullough,M.E.,& Willoughby,B.L.B.(2009). Religion, self-regulation,and self-control:Associations, explanations, and implica-tions. *Psychological Bulletin*, 135(1),69–93.doi: 10.1037/a0014213.

14 McGonigal,K.(2012). *The willpower instinct: How self-control works, why it matters, and what you can do to get more of it*. New York: Penguin Group,25.

15 DeSteno,D.,Li,Y.,Dickens,L.,& Lerner,J.S.(2014). Gratitude: A tool for reducing economic impatience. *Psychological Science*, 25(6),1262–1267.doi: 10.1177/0956797614529979.

16 Gray, K.(2010). Moral transformation: Good and evil turn the weak into the mighty. *Social Psychological and Personality Science*, 1(3),253–258.doi:10.1177/1948550610367686.

11 明確な一線式生活

1 National Research Council(U.S.). Committee on National Monitoring of Human Tissues.(1991). *Monitoring human tissues for toxic substances*. Washington,DC: National Academy Press,64.

2 Lim,J.,Son,H.,Park,S.,Jacobs,D.,& Lee,D.(2011). Inverse associations between long-term weight change and serum concentrations of persistent organic pollutants. *International Journal of Obesity*, 35(5), 744–747. doi:10.1038/ijo.2010.188.

3 Dulloo,A.G.,& Jacquet,J.(1998). Adaptive reduction in basal metabolic rate in response to food deprivation in humans: A role for feedback signals from fat stores. *The American Journal of Clinical Nutrition*, 68(3),599.

4 Sumithran,P.,Prendergast,L.A.,Delbridge,E.,Purcell,K.,Shulkes,A.,Kriketos,A.,& Proietto,J.(2011). Long-term persistence of hormonal adaptations to weight loss. *The New England Journal of Medicine*, 365(17),1597–1604.doi:10.1056/NEJMoa1105816.

5 http://www.ellynsatterinstitute.org/other/ellynsatter.php を参照。

6 Satter,E.(2007). Eating competence:Definition and evidence for the Satter eating competence model. *Journal of Nutrition Education and Behavior*, 39(5),S142–S153.doi:10.1016/j.jneb.2007.01.006.

7 エリン・サッターの責任の分担を要約したPDF(http://www.ellynsatterinstitute.org/cms-assets/documents/203702-180136.dor-2015-2.pdf)はhttp://www.ellysatterinstitute.org/dor/divisionofresponsibilityinfeeding.php で読める。

8 Kenny,P.J.,& Johnson,P.M.(2010). Dopamine D2 receptors in addiction-like reward dysfunction and compulsive eating in obese rats. *Nature Neuroscience*, 13(5),635–641.doi:10.1038/nn.2519.

9 Satter,E.(2008). *Secrets of feeding a healthy family:How to eat, how to raise good eaters,how to cook*. Madison,WI:Kelcy Press,82.

10 Camilleri,M.,Colemont,L.,Phillips,S.,Brown,M.,Thomforde,G.,Chapman,N.,& Zinsmeister,A.(1989). Human

9　1日目 ── 行動開始

1　これはわたしの経験談でもある。最も太っていたころ、わたしは絶対に写真を撮らせなかった。わたしのいちばんそれらしい「以前」の写真はウェブサイト http://Book.BrightLineEating.com（編注・英語表記のみである。登録すると英語のニュースレターが届く。登録を解除するにはニュースレターの下部に記載されている unsubscribe をクリックする）で見られるが、このときはまったくピーク時ではなかった。しかも写真のわたしは微笑んでいる。太鼓腹で肉がたるみきり、外見と同じくらい内心もみじめだったころの自分の写真を手に入れるためなら、なんでもするところだ。いっときなど、わたしのサイズは 27 号だった。いちばんそれらしい写真に写っているわたしのサイズは 17 号だ。同じ過ちを繰り返さないでいただきたい。お願いだから。

2　Hwang,K.O.,Ottenbacher,A.J.,Green,A.P.,Cannon-Diehl,M.R.,Richardson,O.,Bernstam,E.V.,& Thomas,E.J. (2010). Social support in an internet weight loss community. *International Journal of Medical Informatics*, 79(1),5–13.doi: 10.1016/j. ijmedinf.2009.10.003.

3　友人の候補がいなくても、心配は要らない。ウェブサイト http://Book.BrightLineEating.com（編注・英語表記のみである。登録すると英語のニュースレターが届く。登録を解除するにはニュースレターの下部に記載されている unsubscribe をクリックする）のオンラインサポート・コミュニティでは協力の輪が広がりつづけている。

4　The National Weight Control Registry,accessed on March28,2016.http://www.nwcr.ws/.

5　Kreitzman,S.N.,Coxon,A.Y.,& Szaz,K.F.(1992). Glycogen storage:Illusions of easy weight loss, excessive weight regain, and distortions in estimates of body composition. *The American Journal of Clinical Nutrition*, 56(1 Suppl.),292S.

6　Pacanowski,C.R.,& Levitsky,D.A.(2015). Frequent self-weighing and visual feedback for weight loss in overweight adults. *Journal of Obesity*, 2015,1–9.doi: 10.1155/2015/763680.

10　役に立つツール

1　意志力を補充する祈りや冥想の力に関しては、以下を参照。McCullough,M.E.,& Willoughby,B.L.B.(2009). Religion,self-regulation, and self-control: Associations, explanations, and implications. *Psychological Bulletin*, 135(1),69-93.doi: 10.1037/a0014213;and Baumeister,R.F.,& Tierney,J.(2011). *Willpower: Rediscovering the greatest human strength*. New York: Penguin Group,180.

2　Luders,E.,Cherbuin,N.,& Kurth,F.(2015). Forever young(er):Potential age-defying effects of long-term meditation on gray matter atrophy. *Frontiers in Psychology*, 5:1551.doi: 10.3389/fpsyg.2014.01551.

3　Brewer,J.A.,Worhunsky,P.D.,Gray,J.R.,Tang,Y.,Weber,J.,& Kober,H.(2011).Meditation experience is associated with differences in default mode network activity and connectivity. *Proceedings of the National Academy of Sciences of the United States of America*, 108(50),20254–20259.http://www.doi.org/10.1073/pnas.1112029108.

4　Goyal,M.,Singh,S.,Sibinga,E.M.S.,Gould,N.F.,Rowland-Seymour,A.,Sharma,R.,…Haythornthwaite,J.A. (2014). Meditation programs for psychological stress and well-being:A systematic review and meta-analysis. *JAMA Internal Medicine*, 174(3),357–368.doi:10.1001/jamainternmed.2013.13018.

5　Mrazek,M.D.,Franklin,M.S.,Phillips,D.T.,Baird,B.,& Schooler,J.W.(2013). Mindfulness training improves working memory capacity and GRE performance while reducing mind wandering. *Psychological Science*, 24(5),776–781.

6　Tang,Y.,Tang,R.,& Posner,M.I.(2013). Brief meditation training induces smoking reduction. *Proceedings of the National Academy of Sciences of the United States of America*, 110(34),13971–13975.doi:10.1073/pnas.1311887110.

7　Barnes,V. A.,Davis,H.C.,Murzynowski,J.B.,& Treiber,F.A.(2004). Impact of meditation on resting and ambulatory

7 Elavsky,S.(2010). Longitudinal examination of the exercise and self- esteem model in middle-aged women. *Journal of Sport & Exercise Psychology*, 32(6),862–880.

8 Penhollow,T.M.& Young,M.(2004). Sexual desirability and sexual performance:Does exercise and fitness really matter? *Electronic Journal of Human Sexuality*,7.http://www.ejhs.org/volume7/fitness.html.

9 Mikus,C.R.,Blair,S.N.,Earnest,C.P.,Martin,C.K.,Thompson, A.M.,& Church,T.S.(2009). Changes in weight, waist circumference and compensatory responses with different doses of exercise among sedentary, overweight postmenopausal women. *PlOS One*, 4(2),e4515.doi: 10.1371/journal.pone.0004515.

10 Fothergill,E.,Guo,J.,Howard,L.,Kerns,J.C.,Knuth,N.D.,Brychta,R.,…Hall,K.D.(2016). Persistent metabolic adaptation 6 years after "The biggest loser" competition. *Obesity*, 24(8),1612-1619.doi: 10.1002/oby.21538.

11 Larson-Meyer,D.,Redman,L.,Heilbronn,L.,Martin,C.,& Ravussin,E.(2010). Caloric restriction with or without exercise: The fitness versus fatness debate. *Medicine and Science in Sports and Exercise*, 42(1),152.

8 食事計画

1 Greene,A.(2011,July18). 7 things you didn't know about your taste buds. *Woman's Day*. Retrieved from http://www.womansday.com/ health-fitness/wellness/a5789/7-things-you-didnt know about -your-taste-buds-119709/.

2 Badman,M.K.,& Flier,J.S.(2005).The gut and energy balance: Visceral allies in the obesity wars. *Science*, 307(5717),1909–1914.doi: 10.1126/science.110995.

3 本当に痩せる食事法の計画にしたがうと、たいていは週に 0.5kg から 1.5kg ほど体重が減る。この減量幅は望ましいと考えられる。Blackburn,G.(1995). Effect of degree of weight loss on health benefits. *Obesity Research*, 3,211S-216S. 10%という数字に関しては、以下を参照。National Institutes of Health (U.S.),NHLBI Obesity Education Initiative, North American Association for the Study of Obesity, & National Heart, Lung, and Blood Institute. (2000). *The practical guide: Identication, evaluation, and treatment of overweight and obesity in adults*. Bethesda, MD.: National Institutes of Health, National Heart, Lung, and Blood Institute, NHLBI Obesity Education Initiative, North American Association for the Study of Obesity.

4 Voelker,R.(2015). Partially hydrogenated oils are out. *JAMA*, 314(5),443.

5 見解が食いちがう例は以下の研究などに見られる。Schwingshackl,L.,& Hoffmann,G.(2013). Comparison of effects of long-term low-fat vs high-fat diets on blood lipid levels in overweight or obese patients: A systematic review and meta-analysis. *Journal of the Academy of Nutrition and Dietetics*, 113(12), 1640-1661. doi: 10.1016/j.jand.2013.07.010.

6 Reynolds,R.M.,Padfield,P.L.,& Seckl,J.R.(2006). Disorders of sodium balance. *BMJ: British Medical Journal*, 332(7543),702–705.doi:10.1136/bmj.332.7543.702.

7 Campbell,T.C.,Campbell,T.M.,(2006). *The China study: The most comprehensive study of nutrition ever conducted and the startling implications for diet, weight loss, and long-term health*. (1st BenBella Books ed.) Dallas,TX: BenBella Books.

8 World Cancer Research Fund/American Institute for Cancer Research. (2007). *Food, nutrition, physical activity, and the prevention of cancer: A global perspective*. Washington,DC:AICR,117.

9 わたしたちは時間をかけ、スープからナッツまでの文字どおりすべてを網羅する FAQ の広範なデータベースを開発した。タピオカは？　削ったココナッツは？　アロエジュースは？　これまでにありとあらゆる質問が出されている。詳細はウェブサイト http://Book.BrightLineEating.com（編注・英語表記のみである。登録すると英語のニュースレターが届く。登録を解除するにはニュースレターの下部に記載されているunsubscribe をクリックする）まで。

aspartame on the brain. *European Journal of Clinical Nutrition*, 62(4),451-462.doi:10.1038/sj.ejcn.1602866. サッカリンを味わったあとに栄養という報酬がなく、それが条件付けされると、ドーパミンの放出量が減る。Mark,G.P.,Blander,D.S.,& Hoebel,B.G.(1991). A conditioned stimulus decreases extracellular dopamine in the nucleus accumbens after the development of a learned taste aversion. *Brain Research*, 551(1),308-310. doi:10.1016/0006-8993(91)90946-S. 人工甘味料と同じように、ステビアも栄養がなく、長期にわたるドーパミンの抑制を引き起こす可能性がある。

4 Suez,J.,Korem,T.,Zeevi,D.,Zilberman-Schapira,G.,Thaiss,C.,Maza,O.,…Elinav.(2014). Artificial sweeteners induce glucose intolerance by altering the gut microbiota. *Nature*, 514(7521),181.doi:10.1038/nature13793.

5 Wang,Q-P.et al.(2016) Sucralose promotes food intake through NPY and a neuronal fasting response. *Cell Metabolism*, 24(1),75–90.

6 Juntunen,K.,Niskanen,L.,Liukkonen,K.,Poittanen,K.,Holst,J.,& Mykkanen,H.(2002). Postprandial glucose, insulin, and incretin responses to grain products in healthy subjects. *The American Journal of Clinical Nutrition*, 75(2),254.

7 Schulte,E.,Avena,N.,& Gearhardt,A.(2015). Which foods may be addictive? The roles of processing, fat content, and glycemic load: E0117959. *PLOS One*, 10(2)doi: 10.1371/journal.pone.0117959.

8 Reid,K.,Baron,K.,& Zee,P.(2014). Meal timing influences daily caloric intake in healthy adults. *Nutrition Research*, 34(11),930-935.doi:10.1016/j.nutres.2014.09.010.

9 Gill,S.,& Panda,S.(2015). A smartphone app reveals erratic diurnal eating patterns in humans that can be modulated for health benefits. *Cell Metabolism*, 22(5),789-798.doi:10.1016/j.cmet.2015.09.005.

10 Alirezaei,M.,Kemball,C.C.,Flynn,C.T.,Wood,M.R.,Whitton,J.L.,& Kiosses,W.B.(2010). Short-term fasting induces profound neuronal autophagy. *Autophagy*, 6(6),702–710.doi: 10.4161/auto.6.6.12376

11 Marinac,C.R.,Nelson,S.H.,Breen,C.I.,Hartman,S.J.,Natarajan,L.,Pierce,J.P.,… Patterson,R.E.(2016). Prolonged nightly fasting and breast cancer prognosis. *JAMA Oncology*, 2(8),1049.

12 Parks,E.,& McCrory,M.(2005). When to eat and how often? *American Journal of Clinical Nutrition*, 81(1),3-4.

13 Kahleova,H.,Belinova,L.,Malinska,H.,Oliyarnyk,O.,Trnovska,J.,Skop,V.,……Pelikanova,T.(2014). Eating two larger meals a day (breakfast and lunch) is more effective than six smaller meals in a reduced-energy regimen for patients with type 2 diabetes: A randomised crossover study. *Diabetologia*, 57(8), 1552–1560.doi: 10.1007/s00125-014-3253-5.

7 自動化 —— 新たな最高の味方

1 Lally,P.,Van Jaarsveld,C.,Potts,H.,& Wardle,J.(2010). How are habits formed: Modelling habit formation in the real world. *European Journal of Social Psychology*, 40(6),998–1009.doi: 10.1002/ ejsp.674.

2 Pilcher,J.,Morris,D.,Donnelly,J.,& Feigl,H.(2015). Interactions between sleep habits and self-control. *Frontiers in Human Neuroscience*, 9, 284. doi: 10.3389/fnhum.2015.00284.

3 Erickson,K.I.,Voss,M.W.,Prakash,R.S.,Basak,C.,Szabo,A.,Chaddock,L.,…Gage,F.(2011). Exercise training increases size of hippocampus and improves memory. *Proceedings of the National Academy of Sciences of the United States of America*, 108(7),3017– 3022.http://doi.org/10.1073/pnas.1015950108.

4 Erickson,K.,Weinstein,A.,& Lopez,O.(2012). Physical activity, brain plasticity, and Alzheimer's disease. *Archives of Medical Research*, 43(8),615–621.doi:10.1016/j.arcmed.2012.09.008.

5 Walsh,N.,Gleeson,M.,Pyne,D.,Nieman,D.,Dhabhar,F.,Shephard,R.,…Kajeniene,A.(2011).Position statement. Part two: Maintaining immune health. *Exercise Immunology Review*, 17,64.

6 Kemmler,W.,Lauber,D.,Weineck,J.,Hensen,J.,Kalender,W.,& Engelke,K.(2004).Benefits of 2 years of intense exercise on bone density, physical fitness, and blood lipids in early postmenopausal osteopenic women. *Archives of Internal Medicine*, 164(10),1084.

第４問　食べ物、体重、何を食べて何を食べなかったかといったことを考えるのに費やした時間とエネルギーは……
１　少なかった。そういったことはあまり考えなかった　／５　膨大だった。そういったことばかり考えていた
第５問　むちゃ食い（自制できずに大量の食べ物を食べる行為）に関しては……
１　ときどき食べすぎたことはあったかもしれないが、むちゃ食いはいっさいしなかった　／５　しょっちゅう深刻なむちゃ食いをした
3 Hausenblas,H.(2015,November25). Does the holiday season equal weight gain? *US News & World Report*. Retrieved from http://www.health .usnews.com/health-news/blogs/eat-run/2015/11/25/does-the-holiday -season-equal-weight-gain.
4 Pursey,K.,Stanwell,P.,Gearhardt,A.,Collins,C.,& Burrows,T.(2014).The prevalence of food addiction as assessed by the Yale Food Addiction Scale:A systematic review. *Nutrients*, 6(10),4552- 4590.doi:10.3390/nu6104552.
5 Flagel,S.B.,Robinson,T.E.,Clark,J.J.,Clinton,S.M.,Watson,S.J.,Seeman,P.… Akil,H.(2010). An animal model of genetic vulnerability to behavioral disinhibition and responsiveness to reward-related cues: Implications for addiction. *Neuropsychopharmacology*, 35(2),388–400.doi: 10.1038/npp.2009.142.
6 Flagel,S.B.,Watson,S.J.,Robinson,T.E.,& Akil,H.(2007). Individual differences in the propensity to approach signals vs goals promote different adaptations in the dopamine system of rats. *Psychopharmacology*, 191(3),599–607.doi:10.1007/s00213-006-0535-8.
7 Flagel,S.B.,Robinson,T.E.,Clark,J.J.,Clinton,S.M.,Watson,S.J.,Seeman,P.… Akil,H.(2010). An animal model of genetic vulnerability to behavioral disinhibition and responsiveness to reward-related cues: Implications for addiction. *Neuropsychopharmacology*, 35(2),388-400.doi:10.1038/npp.2009.142.
8 Lomanowska,A.M.,Lovic,V.,Rankine,M.J.,Mooney,S.J.,Robinson,T.E.,& Kraemer,G.W.(2011). Inadequate early social experience increases the incentive salience of reward-related cues in adulthood. *Behavioural Brain Research*, 220,91–99.doi:10.1016/j.bbr.2011.01.033.
9 Anselme,P.,Robinson,M.,& Berridge,K.(2013). Reward uncertainty enhances incentive salience attribution as sign-tracking. *Behavioural Brain Research*, 238,53–61.doi: 10.1016/j.bbr.2012.10.006.

5　サボター

1 Gazzaniga,M.S.(1967). The split brain in man. *Scientific American*, 217(2),24–29.doi:10.1038/scientificamerican0867-24.
2 Gazzaniga,M.S.(2011).Who's in charge?: Free will and the science of the brain(1st ed.). New York: HarperCollins,82.
3 Gazzaniga,M.S.,& LeDoux,J.E.(1978). *The integrated mind*. New York: Plenum Press.
4 Bem,D.J.(1972). Self-perception theory. *Advances in Experimental Social Psychology*, 6,2–62.

6　４つの明確な一線

1 Li,Y.,Burrows,N.,Gregg,E.,Albright,A.,& Geiss,L.(2012). Declining rates of hospitalization for nontraumatic lower-extremity amputation in the diabetic population aged 40 years or older: U.S.,1988–2008. *Diabetes Care*, 35(2),273–277.doi: 10.2337/dc11-1360; http://www.diabetes.org/diabetes-basics/statistics/.
2 Baumeister,R.F.& Toerney,J.(2011). *Willpower: Rediscovering the greatest human strength*. New York: Penguin Group.
3 人工甘味料は味蕾を刺激するが、脳にも影響を与える。たとえばアスパルテームはドーパミンの生成量を減らす可能性がある。Humphries, P.,Pretorius,E.& Naudé,H.(2008). Direct and indirect cellular effects of

2(8),e698.doi:10.1371/journal.pone.0000698.

6 Hyman,M.(2014). *The Blood Sugar Solution 10-Day Detox Diet*. New York: Little, Brown and Company,29.

7 足への電撃に対してラットがどれだけ順応するかは、個体差があることに注意しなければならない。そのため、実験対象を足への電撃に敏感なグループもしくは耐性のあるグループに分ける必要があるかもしれない。たとえば以下を参照。Chen,B.T.,Yau,H-J,Hatch,C., Kusumoto-Yoshida,I.,Cho,S.L.,Hopf,F.W.,&Bonci,A.(2013). Rescuing cocaine-induced prefrontal cortex hypoactivity prevents compulsive cocaine seeking. *Nature*, 496,359.doi:10.1038/nature12024.

8 Kenny,P.J.,& Johnson,P.M.(2010).Dopamine D2 receptors in addiction-like reward dysfunction and compulsive eating in obese rats. *Nature Neuroscience*, 13(5),635-641.doi:10.1038/nn.2519.

9 Kessler,D.A.(2009). *The End of Overeating; Taking Control of the Insatiable American Appetite*. New York: Rodale; Moss,M.(2014). Salt Sugar Fat: How the Food Giants Hooked Us. New York: Random House.

10 Bolhuis,D.,Costanzo,A.,Newman,L.,& Keast,R.(2016). Salt promotes passive overconsumption of dietary fat in humans. *Journal of Nutrition*, 146(4),838-845.doi:10.3945/jn.115.226365.

11 Stice,E.,Burger,K.,& Yokum,S.(2013). Relative ability of fat and sugar tastes to activate reward, gustatory,and somatosensory regions. *The American Journal of Clinical Nutrition*, 98(6),1377-1384.doi: 10.3945/ajcn.113.069443.

12 Schulte,E.,Avena,N.,& Gearhardt,A.(2015). Which foods may be addictive? The roles of processing, fat content, and glycemic load: E0117959. *PLOS One*, 10(2).doi:10.1371/journal.pone.0117959.

13 Lustig,R.(2012,May 8). The Skinny on Obesity (ep.4):Sugar- A Sweet Addiction.Retrieved from http://www.uctv.tv/shows/ The-Skinny-on-Obesity-Ep-4-Sugar-A-Sweet-Addiction-23717

14 Stewart,J.E.,Feinle-Bisset,C.,Golding,M.,Delahunty,C.,Clifton,P.M.,& Keast,R.S.J.(2010). Oral sensitivity to fatty acids, food consumption and BMI in human subjects. *British Journal of Nutrition*, 104(1),145-152. doi:10.1017/S0007114510000267.

15 Espel,E.(2012, May 8). The Skinny on Obesity(ep.4): Sugar-A Sweet Addiction. Retrieved from http://www.uctv.tv/shows/ The-Skinny-on-Obesity-Ep-4-Sugar-A-Sweet-Addiction-23717;Stice,E.,Spoor,S.,Bohon, C.,Veldhuizen,M.G.,& Small,D.M.(2008). Relation of reward from food intake and anticipated food intake to obesity: A functional magnetic resonance imaging study. *Journal of Abnormal Psychology*, 117(4),924-935. doi: 10.1037/a0013600.

4 感受性スケール

1 Khokhar,J.Y.,Ferguson,C.S.,Zhu,A.Z.X.,& Tyndale,R.F.(2010). Pharmacogenetics of drug dependence: Role of gene variations in susceptibility and treatment. *Annual Review of Pharmacology and Toxicology*, 50(1),39–61.doi:10.1146/annurev.pharmtox.010909.105826.

2 （編注・ウェブサイトは英語表記のみである。登録すると英語のニュースレターが届く。登録を解除するにはニュースレターの下部に記載されている unsubscribe をクリックする）

クイズの問題文の日本語訳は以下のとおりだ。

第１問　食べる量をコントロールする自分の能力は……

１　まったく揺らがなかった。満腹になったら食べるのをやめた　／５　ないに等しかった。いったん食べはじめたらやめられなかった

第２問　適度な量を食べたら……

１　ほぼいつも満足した　／５　まったくといっていいほど満足しなかった

第３問　特定の食べ物に対する渇望は……

１　あったとしてもまれだったし、かなり軽かった　／５　強い渇望にしょっちゅう襲われ、それを満たすためならなんでもした

Physiology, 303(6),571-579.doi:10.1152/ajpregu.00141.2012.
4 機能的核磁気共鳴画像法を用いれば痩せた人と肥満した人の食事後のちがいがわかる。Puzziferri,N.,Zigman,J.M.,Thomas,B.P.,Mihalakos,P.,Gallagher,R., Lutter, M.,…Tamming,C.A.(2016). Brain imaging demonstrates a reduced neural impact of eating in obesity. *Obesity*, 24(4),829-836.doi: 10.1002/oby.21424.
5 Satter,E.M.(2005). *Your Child's Weight:Helping Without Harming*, Madison, WI: Kelsey Press.
6 Wansink,B.,Painter,J.,& North,J.(2005). Bottomless bowls: Why visual cues of portion size may influence intake. *Obesity Research*, 13(1),93-100.doi:10.1038/oby.2005.12.
7 Lisle,D.J.,& Goldhamer,A.(2003). *The Pleasure Trap*. Summertown, TN: Healthy Living Publications.
8 Malaisse,W.J.,Vanonderbergen,A.,Louchami,K.,Jijakli,H.,& Malaisse-Lagae,F.(1998). Effects of artificial sweeteners on insulin release and cationic fluxes in rat pancreatic islets. *Cellular Signalling*,10(10),727-733. doi:10.1016/S0898-6568(98)00017-5.
9 Malaisse,W.J.,Vanonderbergen,A.,Louchami,K.,Jijakli,H.,& Malaisse-Lagae,F.(2011). Intake of high-intensity sweeteners alters the ability of sweet taste to signal caloric consequences:Implications for the learned control of energy and body weight regulation. *The Quarterly Journal of Experimental Psychology,* 64(7),1430-1441.doi: 10.1080/17470218.2011.552729.
10 Ingalls,A.M.,Dickie,M.M.,& Snell,G.D.(1996). Obese,a new mutation in the house mouse. *Obesity Research*, 4(1),101-101.doi:10.1002/j.1550-8528.1996.tb00519.x.
11 Zhang,Y.,Proenca,R.,Maffei,M.,Barone,M.,Leopold,L.,& Friedman,J.M.(December 1994). Positional cloning of the mouse obese gene and its human homologue. *Nature*, 372(6505),425-432.doi:10.1038/372425a0.
12 Stavro,B.(1995,September 5). With fat-loss drug, Amgen takes on a weighty challenge: Pharmaceuticals:Biotech firm faces much risk and expense in getting the medication from the laboratory to the marketplace. *Los Angeles Times*. Retrieved from http://articles. latimes.com/1995-09-05/business/fi-42478_1_fat-drug.
13 Münzberg,H.,& Myers,M.G.(2005). Molecular and anatomical determinants of central leptin resistance. *Nature Neuroscience*, 8(5),566-570.doi:10.1038/nn1454.
14 Lustig,R.H.(2006). Childhood obesity: Behavioral aberration or biochemical drive? Reinterpreting the first law of thermodynamics. *Nature Clinical Practice Endocrinology & Metabolism*, 2(8),447-458.doi:10.1038/ncpendmet0220.
15 Pinhas-Hamiel,O.,Lerner-Geva,L.,Copperman,N.,& Jacobson,M.(2007). Lipid and insulin levels in obese children: Changes with age and puberty. *Obesity*, 15,2825-2831.doi:10.1038/oby.2007.335.
16 Grill,H.,Schwartz,M.,Kaplan,J.,Foxhall,J.,Breininger,J.,& Baskin,D.(2002). Evidence that the caudal brainstem is a target for the inhibitory effect of leptin on food intake. *Endocrinology*, 143(1),239-246.doi: 10.1210/en.143.1.239.

3 耐えがたい渇望

1 Ng, S.,Slining,M.,& Popkin,B.(2012). Use of caloric and noncaloric sweeteners in US consumer packaged foods,2005-2009. *Journal of the Academy of Nutrition and Dietetics*, 112(11), 1828-1834.doi: 10.1016/j.jand.2012.07.009.
2 Hanna,J.M.,& Hornick,C.A.(1977). Use of coca leaf in southern Peru: Adaptation or addiction. *Bulletin on Narcotics*, 29(1),63.
3 Verebey,K.,& Gold,M.S.(1988). From coca leaves to crack: The effects of dose and routes of administration in abuse liability. *Psychiatric Annals*, 18, 513-520.doi:10.3928/0048-5713-19880901- 06.
4 Kenny,P.J.,& Johnson,P.M.(2010). Dopamine D2 receptors in addiction-like reward dysfunction and compulsive eating in obese rats. *Nature Neuroscience*, 13(5),635-641.doi:10.1038/nn.2519.
5 Lenoir,M.,Serre,F.,Cantin,L.,& Ahmed,S.(2007). Intense sweetness surpasses cocaine reward. *PLOS One*,

http://www.nytimes. com/2011/08/21/magazine/do-you-suffer-from-decision-fatigue.html.

3 Baumeister,R.F.,Bratslavsky,E.,Muraven,M.,& Tice,D.M.(1998). Ego depletion:Is the active self a limited resource? *Journal of Personality and Social Psychology*, 74(5),1252-1265.doi: 10.1037/0022-3514.74.5.1252.

4 Vohs,K.D.,Baumeister,R.F.,Schmeichel,B.J.,Twenge,J.M.,Nelson,N.M.,& Tice,D.M.(2008). Making choices impairs subsequent self-control:A limited-resource account of decision making,self- regulation,and active initiative. *Journal of Personality and Social Psychology*, 94(5),883-898.doi:10.1037/0022-3514.94.5.883.

5 いくつかの研究によると、誘惑に 15 分間さらされるだけで、そのあとの作業効率が著しく低下する被験者が多数にのぼったという。

6 Danziger,S.,Levav,J.,Avnaim-Pesso,L.,& Kahneman,D.(2011). Extraneous factors in judicial decisions. *Proceedings of the National Academy of Sciences of the United States of America*, 108(17),6889-6892. doi:10.1073/pnas.1018033108.

7 Gailliot,M.T.,Baumeister,R.F.,DeWall,C.N.,Maner,J.K.,Plant,E.A.,Tice,D.M.,…Schmeichel,B.J.(2007). Self-control relies on glucose as a limited energy source: Willpower is more than a metaphor. *Journal of Personality and Social Psychology*, 92(2),325-336.doi: 10.1037/0022-3514.92.2.325.

8 Hofmann, W.,Baumeister,R.F.,Förster,G.,& Vohs,K.D.(2012;2011). Everyday temptations: An experience sampling study of desire, conflict, and self-control. *Journal of Personality and Social Psychology*, 102(6),1318. doi:10.1037/a0026545.

9 Baumeister,R.F.(2014). Self-regulation,ego depletion, and inhibition. *Neuropsychologia*, 65,313-319. doi:10.1016/j.neuropsychologia.2014.08.0.

10 Gailliot,M.T.,& Baumeister,R.F.(2007). The physiology of willpower: Linking blood glucose to self-control. *Personality and Social Psychology Review*, 11(4),303-327.doi:10.1177/1088868307303030.

11 McCullough,M.E.,& Willoughby,B.L.B.(2009). Religion,self-regulation,and self-control:Associations, explanations, and implications. *Psychological Bulletin*, 135(1),69-93.doi:10.1037/a0014213.

12 Luders,E.,Toga,A.W.,Lepore,N.,& Gaser,C.(2009). The underlying anatomical correlates of long-term meditation: Larger hippocampal and frontal volumes of gray matter. *Neuroimage*, 45(3),672-678.doi:10.1016/j. neuroimage.2008.12.061.

13 McKellar,J.,Stewart,E.,& Humphreys,K.(2003). Alcoholics anonymous involvement and positive alcohol-related outcomes: Cause, consequence,or just a correlate? A prospective 2-year study of 2,319 alcohol-dependent men. *Journal of Consulting and Clinical Psychology*, 71(2),302-308.doi:10.1037/0022-006X.71.2.302.

14 Greer,S.,Goldstein,A.,& Walker,M.(2013). The impact of sleep deprivation on food desire in the human brain. *Nature Communications*, 4,2259.doi:10.1038/ncomms3259.

15 DeSteno,D.,Li,Y.,Dickens,L.,& Lerner,J.S.(2014). Gratitude: A tool for reducing economic impatience. *Psychological Science*, 25(6), 1262-1267.doi:10.1177/0956797614529979.

16 Wansink,B.,& Sobal,J.(2007). Mindless eating: The 200 daily food decisions we overlook. *Environment and Behavior*, 39(1),106-123. doi:10.1177/0013916506295573.

2 満たされない空腹感

1 Dulloo,A.G.,& Jacquet,J.(1998). Adaptive reduction in basal metabolic rate in response to food deprivation in humans: A role for feedback signals from fat stores. *The American Journal of Clinical Nutrition*, 68(3),599.

2 Speakman,J.R.,& Westerterp,K.R.(2013). A mathematical model of weight loss under total starvation: Evidence against the thrifty-gene hypothesis. *Disease Models & Mechanisms*, 6(1),236-251.doi:10.1242/dmm.010009.

3 Rosenkilde,M.,Auerbach,P.,Reichkendler,M.H.,Ploug,T.,Stallk-necht,B.M.,& Sjödin,A.(2012). Body fat loss and compensatory mechanisms in response to different doses of aerobic exercise-a randomized controlled trial in overweight sedentary males. *American Journal of Physiology: Regulatory, Integrative and Comparative*

註

長いまえがき

1 Ng,M,Fleming,T.,Robinson,M.,Thomson,B.,Graetz,N.,Margono,C.,… Gakidou,E.(2014). Global,regional,and national prevalence of overweight and obesity in children and adults during 1980-2013: A systematic analysis for the global burden of disease study 2013. *The Lancet*, 384(9945),766-781.
アメリカ一国だけでも、1億800万もの人がダイエットに取り組んでいる。この数字は The U.S.Weight Loss and Diet Control Market（Marketdata Enterprises Inc.,2012,January 10.[Press Release],Retrieved from http://www.marketdataenterprises.com/wp-content/uploads/2014/01/ Diet%20Market%202012%20 Forecasts.pdf.）から引いたものだが、ここで数えられているのはダイエット関連の商品やサービスに実際に金を払っている人だけである。食事の量を減らそうとしたり、自力で健康になろうとしたりしている人はまったく含まれていない。

2 ミレニアム開発目標のターゲット1である飢餓人口の半減は、2015年までに72の発展途上国が達成した。Rome:Food and Agriculture Organization of the United Nations. 国連食糧農業機関によれば、発展途上国の人口のおよそ12.9%が栄養不足である (http://www.fao.org/hunger/key-messages/en/)。上記の *Lancet* の記事によれば、発展途上国の人口のおよそ32%が太っているか肥満である。

3 International Diabetes Federation.(2015). *IDF DIABETES ATLAS*, (7th ed.,p.79).Retrieved from http://www.indiaenvironmentportal.org. in/files/file/IDF_Atlas%202015_UK.pdf.

4 Al Humaid,N.(January 2015). Saudi Soft Drinks Market Continues to Fizz. Farrelly & Mitchell Food and Agri-Business Specialists. *Insights*. [Pamphlet]. Retrieved from http://farrellymitchell.com/wp-content/uploads/2015/01/Insights-January-2015-.pdf.

5 Bloom,D.E.,Cafiero,E.T.,Jan-Llopis,E.,Abrahams-Gessel,S.,Bloom,L.R.,Fathima,…Weinstein,C.(2011). The Global Economic Burden of Non-communicable Diseases.Geneva: World Economic Forum,5. Retrieved from http://www3.weforum.org/docs/WEF_Harvard_HE_ GlobalEconomicBurdenNonCommunicableDiseases_2011.pdf.

6 Bloom,D.E.,Cafiero,E.T.,Jan-Llopis,E.,Abrahams-Gessel,S.,Bloom,L.R.,Fathima,…Weinstein,C.(2011). The Global Economic Burden of Non-communicable Diseases.Geneva: World Economic Forum,6.Retrieved from http://www3.weforum.org/docs/WEF_Harvard_HE_ GlobalEconomicBurdenNonCommunicableDiseases_2011.pdf.

7 Fildes,A.,Charlton,J.,Rudisill,C.,Littlejohns,P.,Prevost,A.,& Gulliford,M.(2015). Probability of an obese person attaining normal body weight: Cohort study using electronic health records. *American Journal of Public Health*, 105(9),e54-e59.doi:10.2105/ AJPH.2015.302773.

8 Marketdata Enterprises Inc.(2011, May 5). Diet Market Worth $60.9 Billion in U.S. Last Year,but Growth Is Flat, Due to the Recession.[Press Release].Retrieved from http://www.marketdataenterprises. com/wp-content/uploads/2014/01/DietMarket2011PR.pdf.

9 Rand,C.S.,& Macgregor,A.M.(1991). Successful weight loss following obesity surgery and the perceived liability of morbid obesity. *International Journal of Obesity*, 15(9),577.

1 意志力の切れ目

1 Casey,B.J.,Somerville,L.H.,Gotlib,I.H.,Ayduk,O.,Franklin,N.T.,Askren,M.K.,…Shoda,Y.(2011).(2012). Behavioral and neural correlates of delay of gratification 40 years later. *Proceedings of the National Academy of Sciences of the United States of America*,108(36),14998–15003.doi:10.1073/pnas.1108561108.

2 Tierney,J.(2011,August17). Do You Suffer From Decision Fatigue?, *The New York Times Magazine*. Retrieved from

脳科学者が教える
本当に痩せる食事法

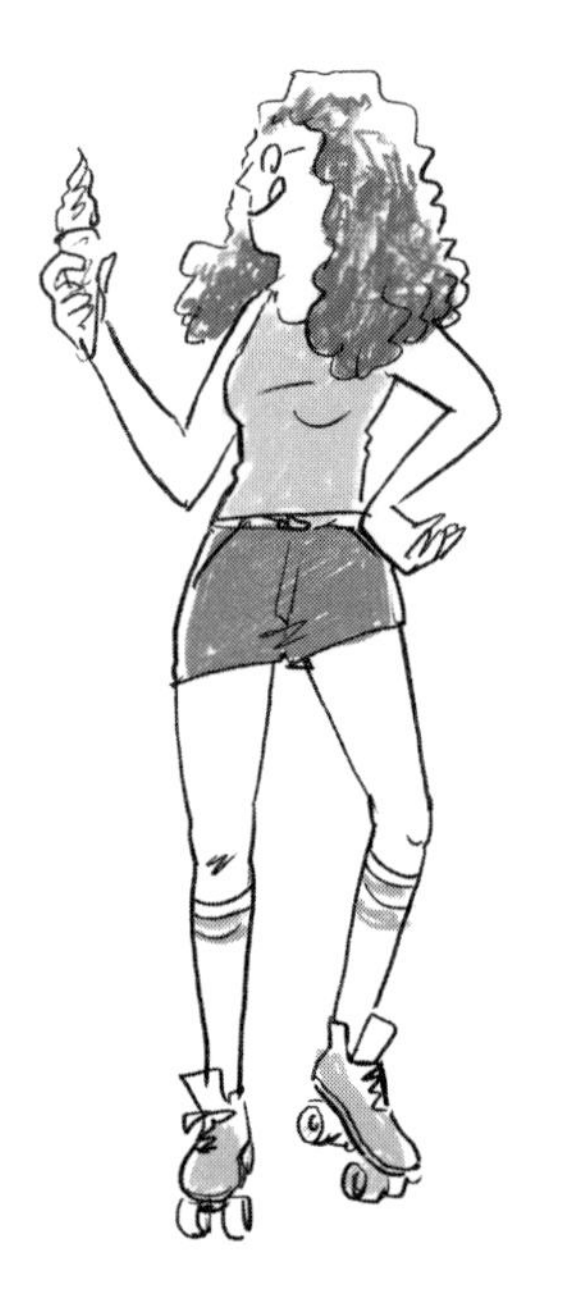

2019年8月20日　第1刷発行
2019年8月25日　第2刷発行

著　者　　スーザン・P・トンプソン
訳　者　　青木 創

発行者　　見城 徹

イラスト　　山下 航
ブックデザイン　　杉山健太郎

発行所　　株式会社 幻冬舎
〒151-0051 東京都渋谷区千駄ヶ谷4-9-7
電話　03(5411)6211(編集)
03(5411)6222(営業)
振替 00120-8-767643

印刷・製本所　　株式会社 光邦

検印廃止

ISBN 978-4-344-03496-9　C0095
幻冬舎ホームページアドレス　https://www.gentosha.co.jp/

この本に関するご意見・ご感想をメールでお寄せいただく場合は、
comment@gentosha.co.jp まで。